CON VIDA

Gabriel Weston

CON VIDA

*Una anatomía alternativa
del cuerpo humano*

Traducción del inglés de
Aurora Echevarría

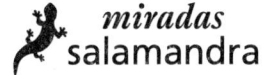

miradas
salamandra

Papel certificado por el Forest Stewardship Council®

MIXTO
Papel
FSC® C117695

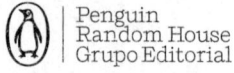

Penguin
Random House
Grupo Editorial

Título original: *Alive*
Primera edición: mayo de 2026

Printed in Spain – Impreso en España

ISBN: 978-84-19851-89-5
Depósito legal: B-4.211-2026

Impreso en Romanyà-Valls
Capellades, Barcelona

SM51895

Para Sam, Hetty, Miranda y Emily

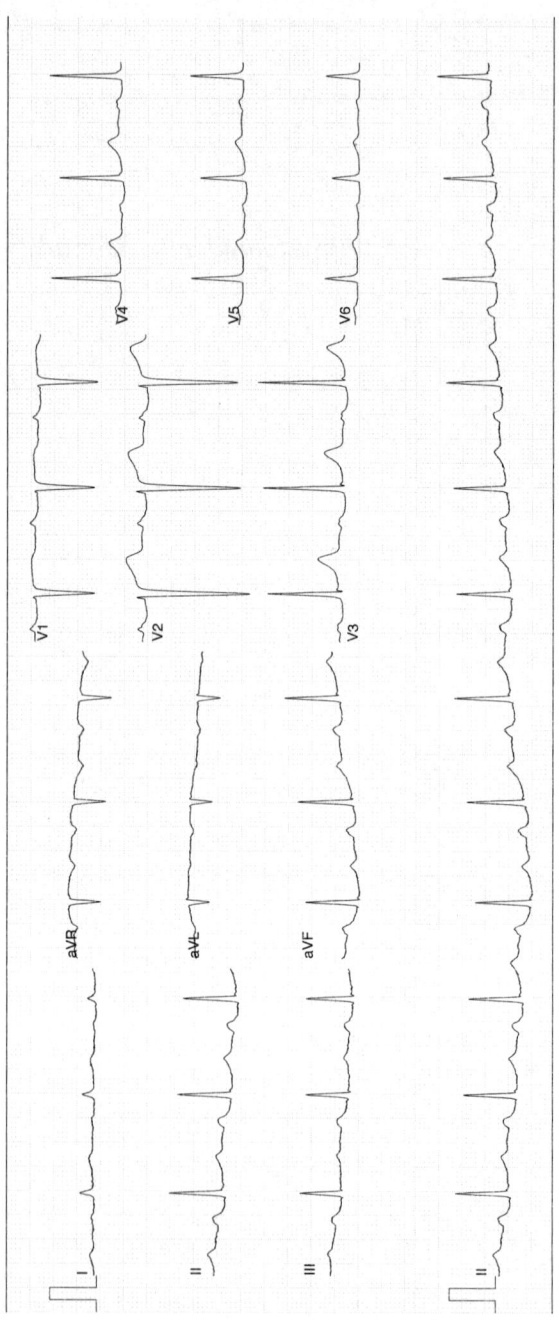

ECG de Gabriel Weston 18/6/2024

Nada tiene sentido hasta que cobra sentido en el cuerpo, hasta que el cuerpo participa en el acto de dar sentido.

Jason Allen-Paisant,
«The Picture and the Frame»

Contenido

Muerta

Llego al hospital justo al amanecer. El cielo es de color púrpura, y sopla un viento cálido y húmedo. Dejo la bicicleta donde solía dejarla cuando era estudiante de Medicina, localizo de memoria el depósito de cadáveres y llamo al timbre; me abre la técnica de patología, que tiene tatuajes en un brazo. En la recepción hace frío, pero yo estoy acalorada por la emoción de ver el cadáver, el punto de partida de todas las exploraciones anatómicas. Firmo en el libro de visitas y voy al vestuario, donde me desvisto hasta quedarme en ropa interior térmica y me pongo una réplica de mi uniforme de cirujana: bata, pantalones, delantal y gorro azules. Luego añado varios complementos desconocidos: unos manguitos de plástico que cubren de la muñeca al codo, un delantal verde de plástico que roza el suelo, una visera y dos pares de guantes. Hay un muro bajo y paso por encima para ponerme unas botas de goma blancas como las que usan los cirujanos ortopédicos.

A pocos metros hay una puerta con una barrera de cintas negras. A través de ella veo la habitación a franjas y oigo una radio. Pese a saber exactamente lo que hay al otro lado, cuando entro la escena me golpea como una bofetada. Una mujer muerta yace desnuda sobre una camilla, en el centro de la sala. La perfecta quietud que emana de ella parece inaprensible; la ausencia de vida, absoluta. Es como si hubieran recortado la silueta de una persona.

El patólogo se acerca a la camilla y me hace un gesto antes de medir la longitud del cuerpo de la cabeza a los talones. Es distinta a la longitud del ataúd, dice, que llega hasta los dedos de los pies. En una tablilla con sujetapapeles anota los rasgos distintivos, como los puntos de inserción de las cánulas y las cicatrices. La técnica de la recepción saca una bandeja con patas, que me recuerda a la que mi abuela usaba para desayunar en la cama, y la coloca sobre el cuerpo de forma muy similar. Pero, en lugar de huevos con beicon y una flor en un vaso, pone en ella una tabla de cortar resistente, una palangana envuelta en una bolsa de plástico y una colección de instrumentos. Éstos también me resultan familiares, pues se asemejan a los que encontramos en la cocina o el cobertizo del jardín de casa y que llamamos cuchillo del pan, cucharón, martillo, cincel, tijeras, brocheta y regla. También hay un bisturí, el PM40, similar al que utilizo cuando opero, sólo que mucho más grande.

El patólogo coge el cuchillo y lo sostiene perpendicular a la piel de la base del cuello, agarrando el mango de un modo un poco torpe, como lo haría un actor, sin la delicadeza que proviene del temor natural del cirujano a hacer daño. Realiza una incisión que desciende por el centro del cuerpo hasta el vello púbico, desviándose sólo para evitar el ombligo. Parece un corte de laparotomía, pero en lugar de sangre brota grasa de un amarillo intenso. Con movimientos expertos, desliza el cuchillo de lado a lado bajo la piel del pecho y el abdomen, como si pelara una fruta. El tejido se desprende de los músculos

14

de debajo y él los abre como cortinas, y la capa superior revela un nivel más profundo de desnudez humana.

Sé que el patólogo tiene mucho que hacer antes de que llegue el especialista, pero, relajada en mi día libre, me da la sensación de que recorre con demasiadas prisas este terreno humano. Busco mentalmente objetos familiares a los que asociar los extraños instrumentos, y cuando vuelvo a levantar la vista, tiene en las manos un costótomo que se asemeja a unos alicates pesados. Con el esternón como epicentro, delimita un círculo de costillas como la esfera de un reloj y las va cortando de manera metódica, con los nudillos blancos por el esfuerzo. Cuando acaba, tiene el rostro empapado en sudor. Deja las tijeras y usa un cincel de gran tamaño para levantar el esternón y separarlo del pecho. Hace un ruido como el del film transparente al despegarlo del rollo de cartón.

Aparto de forma instintiva la cara ante el fuerte olor a carne de caza que me asalta al quedar expuestos los órganos y, cuando vuelvo a mirar, el patólogo tiene en las manos un cucharón y una jarra medidora de plástico con muescas en el lateral, como un cocinero que prepara un caldo. Introduce la mano en el pecho, junto a un pulmón. Miro dentro y veo el surco, rojo y brillante por el líquido pleural que él recoge cuidadosamente con el cucharón, de un lado y luego del otro, y vierte en la jarra.

Después de vaciar ambos pulmones, empieza con el intestino. Puede que el cuerpo por fuera esté frío como el mármol, pero las vísceras conservan la vibrante flexibilidad de la vida; los intestinos se desenrollan en largas cintas, delgados como dedos y jugosos como chicle recién mascado. Con el intestino delgado amontonado en una masa resbaladiza, empieza a sacar el grueso colon con las manos, escarbando hasta llegar al recto, que no tarda en extraer con el puño. Luego recoge toda la masa en un recipiente para evitar que se escurra ahora que ya no está contenida dentro del cuerpo.

El patólogo toma un bisturí sin hoja por el mango y, acercándose a la cabecera de la camilla, introduce el extremo romo en la primera incisión que ha hecho en la garganta de la mujer. Acto seguido mueve el mango metálico hacia arriba y hacia abajo, separando la piel de las estructuras faciales y creando un espacio entre la curva del hueso de la mandíbula y sus músculos. Por último, busca la lengua. Los labios del cadáver se abren y en la boca reaparece la mano de él. ¡Así que para eso se ha puesto los manguitos, para no mancharse las muñecas! El patólogo forcejea para liberar la lengua y por la base del cuello sale por fin su mano con la pesada masa carnosa atrapada entre los dedos. Con el cuchillo la separa de la laringe y la faringe, y la levanta muy por encima del cuerpo. La tráquea, el esófago y la aorta también se elevan con ella hasta que los deja caer hacia atrás sobre el abdomen.

La técnica regresa con una sierra oscilante que parece un cortador de pizza con un cable eléctrico. Peina al cadáver haciendo una raya de oreja a oreja, y echa el pelo un poco hacia delante sobre la cara y el resto hacia atrás, como solían hacer los hombres cuando se ponían gomina. Con el bisturí PM40 practica un corte a lo largo de la raya, y a continuación, con ambas manos, tira del cuero cabelludo hacia delante y sobre la cara, de modo que el borde cortado quede sobre la barbilla, como si fuera una barba. La sierra ruge al hundirla en el cráneo y se eleva una nube blanca de polvo óseo que no tarda en posarse en el pelo como si fuera caspa. Después realiza un segundo corte perpendicular, en el lugar donde se apoyaría la patilla de unas gafas. Con un cincel pequeño, la técnica desprende un segmento del cráneo como

16

si fuera un cuarto de naranja. Debajo está el cerebro, que no late como estoy acostumbrada a verlo, pero está muy fresco. Me acerco más y distingo los pliegues de las circunvoluciones y los diminutos vasos corticales.

Al otro lado de la sala, el patólogo está absorto, examinando los órganos que ha dispuesto sobre la mesa de mármol. Hunde un dedo en ellos y levanta algunas partes para examinarlas a la luz. Su jefa llegará en cualquier momento y esperará de él un análisis lógico que establezca la causa de la muerte. A pocos metros yace el cuerpo, descartado. Por un lado, no es más que un caparazón hueco, con las costillas marcadas como las cuadernas de un viejo casco de barco varado. Pero, por el otro, es lo más fascinante que hay en la sala. Es una mujer, de eso no hay duda. Reorganizo mentalmente las partes del cadáver. Los pechos ya no están en la posición correcta, pero reparo en el tamaño e imagino a quién podrían haber alimentado. Miro los dedos y los visualizo moviéndose, y me pregunto para qué podrían haber servido en su vida doméstica, profesional o amorosa. Las manos, los pies, la cara y los genitales componen una persona y, al examinarlos, empiezo a restaurar su identidad.

Nada me emociona más que el cuerpo humano. Pero, hasta los veintitantos años, nunca se me pasó por la cabeza que alguien como yo pudiera llegar a ser médico. No había ninguno en mi familia. Además, se me daban mal las matemáticas y las ciencias, y antes de cumplir los dieciséis las di por imposibles. Después del colegio, decidí estudiar Lengua y Literatura, porque era lo que me resultaba más fácil.

Sin embargo, en el último año ocurrió algo importante. Una noche, estábamos un grupo en casa de un amigo cuando llegó su padre, un cirujano de Londres, para pasar el fin de semana. Durante la cena, se puso a contarnos historias de su vida en el hospital y todos lo escuchamos cautivados. Ya recogidos los platos, nos disponíamos a marcharnos cuando me di cuenta de que no tenía ningunas ganas de irme con los demás. El padre de mi amigo se había ofrecido a sacar de su maletín un libro de cirugía lleno de fotos de algunas de sus operaciones favoritas, y recuerdo que me quedé hasta las tantas sentada en la cocina, contemplando esas imágenes luminosas: la piel retirada para dejar al descubierto los músculos, los huesos, los tumores y los vasos sanguíneos. Era la primera vez que contemplaba la anatomía real y me sorprendió su belleza.

Al año siguiente, insatisfecha con mi puesto de auxiliar administrativa en una editorial, me enteré de un nuevo curso que estaba impartiéndose en una de las grandes facultades de Medicina de Londres. Uno de los profesores tuvo una corazonada: tal vez los candidatos habituales con las mejores notas en ciencias no eran los únicos que podían ser buenos médicos. ¿Y si hubiera una población oculta de estudiantes de letras a quienes se había subestimado por no tener las cualificaciones adecuadas, pero que eran capaces de formarse y ejercer la profesión igual de bien que los de ciencias?

Antes de darme cuenta, había dejado el trabajo y me había unido a otros nueve aspirantes a médicos poco probables para formar parte de la segunda promoción del Curso Básico de Ciencias Naturales. La única asignatura de Biología que había dado en secundaria me convertía, en palabras de aquel profesor, en la estudiante de Medicina menos cualificada del país. El trato que proponía era duro, pero milagroso. Nos uniríamos a los estudiantes de primer año de Matemáticas, Física, Química y Biología en sus clases y nos presentaríamos a sus exámenes, y quien aprobara las cuatro asignaturas al final del tercer trimestre obtendría una plaza en la Facultad de Medicina.

Los años siguientes fueron de los más felices de mi vida. Al darme cuenta enseguida de que la ciencia tenía más sentido si podía vincularla a algo personal, pasaba la mayor parte del tiempo en el hospital, metiéndome en quirófanos de otros, deambulando por las salas, subiéndome a la parte trasera de una ambulancia o visitando el depósito de cadáveres. Y si alguna de esas experiencias me despertaba algún momento de inspiración artística —el recuerdo de un verso, un pensamiento filosófico, una emoción estética al ver un cuerpo desnudo en el quirófano—, simplemente los guardaba para mí, subvirtiendo mi antigua identidad con la voluntad recia de una aspirante a científica que está resuelta a aprobar. No fue hasta años después de acabar mis estudios, mientras intentaba compaginar una carrera en cirugía con mis nuevas responsabilidades como madre, cuando empecé a descubrir no sólo las limitaciones, sino también las alegrías de mi profesión. Cuanto más sabía de medicina clínica, menos sentido tenía para mí contemplar el cuerpo como una entidad puramente mecánica. Con demasiada frecuencia veía a cirujanos pasar por alto los sentimientos de sus pacientes. Un día, de pie junto a mi tutor, viendo cómo le arrancaba a una mujer las grapas del abdomen sin mostrar ninguna consideración por su angustia, me sorprendí pensando en aquel profesor de anatomía radical: al idear una forma de introducir a un grupo de jóvenes con inclinaciones artísticas en el mundo convencional de la medicina, seguramente tenía en mente algo más que un simple camuflaje. ¿No debía esperar que aportáramos algo diferente a la manera de ejercer la medicina de nuestros compañeros más tradicionales?

Este libro surgió de un deseo simple: honrar la oportunidad que me dio aquel profesor de explorar la anatomía desde un punto de vista ecuménico que, al difuminar las barreras que suelen separar la ciencia del arte, lo racional de lo emocional, la experiencia objetiva de la subjetiva, me sirviera para alcanzar una comprensión más profunda y completa de aquello de lo que estamos hechos. Qué maravilloso sería mirar el cuerpo a través de un prisma más humano, ampliando la perspectiva anatómica tradicional para incluir en ella algunas de mis propias experiencias, deteniéndome de vez en cuando para considerar nuestras creencias médicas actuales dentro de su contexto histórico. Sabía que disfrutaría enormemente con el proyecto e imaginé que sería sencillo. Al fin y al cabo, la anatomía siempre ha sido para mí una especie de holograma mágico que pasa de ser transparente, como una forma platónica, a estar teñido por lo personal.

Pero mientras escribía se desencadenaron una serie de acontecimientos médicos graves en mi vida que lo cambiaron todo. Justo cuando esperaba entrar en contacto íntimo con mi lado físico, me sentí desorientada. Justo cuando pensaba que sería más útil ejercer la medicina, me invadió la impotencia. Cuando por fin pude volver a escribir, supe que el libro tenía que cambiar, que la perspectiva distanciada que había adoptado sólo podía captar una parte de lo que yo sabía que era cierto. Necesitaba encontrar una forma de transmitir, junto con la exploración intelectual de los órganos humanos en la que estaba inmersa, algo de la experiencia caótica y aterradora que ahora tenía que vivir dentro de un cuerpo humano que, cuando menos me lo esperaba, se había convertido en un libro de texto para que otros médicos lo leyeran.

Este libro sigue siendo un intento de responder a mi aspiración inicial: mirar la anatomía con nuevos ojos, abordando la disciplina con mayor amplitud de la que permiten las humanidades y la medicina por separado. También es mi manera de afrontar la búsqueda en sí, de reflexionar sobre la diferencia entre estudiar el cuerpo humano e intentar conocerlo, justo cuando el mío se encuentra bajo el foco clínico. Cuando me propuse escribir una anatomía alternativa, no sabía lo mucho que iba a cambiar mi forma de pensar. Cuando decidí meterme en el encuadre, no tenía ni idea de lo personal que se volvería este proyecto.

Septiembre de 1995

*Somos estudiantes de primero de Medicina y estamos proban-
do nuestros estetoscopios nuevos. El de mi novio es de un rojo
intenso que resalta como una arteria contra su inmaculada
bata blanca. Estamos junto a la ventana de su piso, el sol brilla sobre el río, y cuando me inclino, aunque se supone que
debo escuchar su corazón, en realidad es el mío el que oigo,
acelerado y dando brincos como a veces hace, sobre todo cuando me acerco tanto a él. Intento concentrarme, pero enseguida
vuelvo a distraerme; la cercanía de su cuerpo, el sonido am-
plificado de su respiración, los latidos nítidos y fuertes de su
corazón que me llevan a preguntarme qué vendrá después, no
sólo esta tarde sino en adelante. Cuando llega su turno, escucha durante un buen rato. Y, al levantar la vista, tiene una
expresión tan absorta que, por un momento, espero un gesto
romántico. En cambio, dice: «Oigo un soplo. Algo no va como
debería en el corazón.»*

El hueso

Al comienzo de mi formación en la Facultad de Medicina, hubo un período dedicado a las ciencias puras, y la parte de anatomía fue especialmente intensa: clases por las mañanas que nos dejaban la cabeza llena de datos, tardes frías de disección de cadáveres y continuos exámenes en los que, gracias a un sistema de penalización por error, a menudo obtenía una puntuación inferior a cero. Sin embargo, lo que más me costaba era el carácter impersonal de esas primeras clases. Nunca había referencias a la vida real que amenizaran el temario y durante dos años enteros no vimos a un solo paciente.

Hasta que puse un pie en un hospital, no despertó la curiosidad visceral que me había llevado a querer ser médico. De pronto comprendí que conocer la ubicación exacta de cada parte del cuerpo podía marcar la diferencia entre salvar una vida o perderla. Felizmente, me di cuenta de que la anatomía clínica sería tan distinta de todo lo que había aprendido hasta ese momento como lo es el sexo real de lo que los profesores les cuentan a los adolescentes sobre los pájaros y las abejas.

Abrir por primera vez las puertas de un quirófano fue como estar en la piel de Dorothy cuando un tornado se lleva su casa con ella dentro y, al salir, se encuentra con la claridad casi hiriente y tecnicolor de Oz. Ver a un cirujano abrir la cara de un paciente como si fuera un libro para extirparle un tumor grande me dejó sin aliento, y aún hoy valoro más la vida y su belleza cada vez que me adentro en ese entorno tan especial. Décadas después, no puedo evitarlo, salir del quirófano es como dejar atrás la luz del sol y entrar en la penumbra, cambiando una realidad asombrosa por una pálida imitación de lo que la vida tiene que ofrecer. Incluso ahora, a veces pienso que conocer a una persona en circunstancias normales, con la piel intacta, resulta casi insulso comparado con lo que sería verla tendida boca arriba en la mesa de operaciones, abierta para mostrar lo mejor de sí misma bajo el cielo multicolor del quirófano: la grasa, de un amarillo intenso; el rojo arterial golpeándome la retina como un error; las venas azules bajo una cubierta sinuosa, y el blanco glaciar de los huesos en lo más profundo.

No quiero volver a la enseñanza basada únicamente en los libros de aquellos primeros días. Tengo un recuerdo que se remonta tres décadas en el tiempo, de la primera vez que vi a nuestro anciano profesor entrar en el aula magna empujando un esqueleto humano completo montado sobre ruedas. Todavía lo estoy viendo desde mi asiento en la primera fila, todos los huesos del color del té repiqueteando hasta que él se detuvo. Quizá sea la nostalgia, entonces, lo que me impulsa a celebrar mi primer reencuentro con los huesos en la mitad de mi vida visitando algún lugar grandioso, para darle al esqueleto la ferviente revisión que merece.

En el Museo Gordon de Patología de Londres, un lugar al que sólo pueden acceder médicos y enfermeros, Bill, el conservador, me hace subir unas escaleras y recorrer galerías abarrotadas de vitrinas dedicadas a una parte diferente del cuerpo hasta llegar a la sección apropiada. Luego, solícito como un sumiller, me pregunta qué huesos deseo ver. Cuando se va, miro a mi alrededor con asombro. En hileras e hileras de frascos de cristal hay todo tipo de tumores, fracturas y deformidades. Podría quedarme absorta comparando los especímenes patológicos con los extractos mecanografiados de los álbumes encuadernados en cuero que los acompañan, donde se detallan quién fue cada paciente y de qué modo les falló el cuerpo. Pero hay un orden correcto para aprender de qué estamos hechos. Es hora de que vuelva a familiarizarme con el cuerpo humano en su estado ideal, antes de la enfermedad.

El esqueleto está formado por 206 piezas diferentes, que a los anatomistas les gusta agrupar debido a su asombrosa variedad. El esqueleto axial son los huesos del cráneo y el tronco, mientras que el esqueleto apendicular se refiere a los de las extremidades. También se oye hablar de huesos largos, cortos, planos o sesamoideos. Esta última palabra, tan bonita, se usa para describir cualquier hueso que se desarrolla dentro de un tendón en partes del cuerpo donde éste forma un ángulo pronunciado al cambiar de dirección. La rótula es un buen ejemplo.

Términos como éstos resultan útiles, pero la verdadera belleza del esqueleto está en su diversidad, en la armonía con que cada unidad combina forma y función. Basta mirar dentro de la vitrina para ver claro que la función principal del cráneo es proteger el cerebro. Sólo hay que fijarse en cómo las gruesas placas craneales se entrelazan perfectamente alrededor del lugar donde en su día habría descansado este valiosísimo órgano. Echemos un vistazo a la amplia cavidad de la pelvis femenina y nuestros ojos se verán atraídos de inmediato hacia la salida, el enorme orificio en su centro por el que pasa el bebé antes de tomar su primer aliento. Imaginémonos ordenando las costillas por tamaño para reconstruir una caja torácica, y maravillémonos de cómo algo tan delicado es capaz de proteger el corazón y los pulmones de cualquier agresión. Comparemos las inmensas palancas de los brazos y las piernas. O imaginemos los huesos carpianos de la mano en nuestra propia palma como una colección de canicas, e intentemos descubrir cómo ponerlos en orden.

Bill vuelve enseguida y deja dos recipientes en la mesa frente a mí. Uno es grande, y el otro, del tamaño de un pulcro joyero, contiene el hueso más pequeño del cuerpo humano, sobre un minúsculo cojín. Con un peso de apenas seis miligramos y más diminuto que una uña de niño, el estribo tiene, sin embargo, un estatus destacado en mi especialidad —la cirugía de oído, nariz y garganta—, ya que es uno de los tres huesecillos del oído medio que nos permiten oír. Lo sostengo en la palma de la mano y me pregunto qué palabras tiernas y tristes le transmitió alguna vez a su dueño, e imagino las ondas sonoras entrando en su canal auditivo, llegando al tímpano y haciéndolo vibrar. Pienso en cómo esas ondas habrían viajado del martillo al yunque, y de éste al estribo, antes de pasar al oído interno. Miro la astilla blanca que tengo en la mano y me fascina pensar que hubo un tiempo en que oscilaba y transmitía información a través de la cóclea, información que recorría todo el camino hasta el cerebro de su dueño, donde se interpretaba como sonido y se convertía en significado.

Dejo con cuidado el estribo en su caja y me vuelvo hacia el gran recipiente, al que quito la tapa. En su interior encuentro un tesoro de fémures, dispuestos como leños entrecruzados en una hoguera. Los huesos del muslo difieren en longitud, grosor, peso, color y estado de conservación. Me maravillan el tamaño y la forma de este hueso, el más grande del cuerpo, con su contorno tan característico, que se articula en su extremo superior con el acetábulo del hueso coxal, y en su extremo inferior con los cóndilos de la tibia y con la cara posterior de la rótula.

¿Por qué enseñamos anatomía de un modo que desaprovecha cualquier posibilidad de disfrute? Cojo un fémur y lo sostengo en las manos. Paso la palma por la curva de su diáfisis con el mismo gesto delicado con que una animadora recorre su bastón, disfrutando del contraste de texturas entre el acabado liso de su superficie y la línea rugosa de la cara posterior, donde se insertan los potentes músculos del muslo. Advierto el ruido que hago al dejarlo en la mesa de madera, como si también estuviera hecho de madera lijada. Siguiendo la terminología común para los huesos largos, identifico la parte delgada del centro como la diáfisis, las protuberancias redondeadas de cada extremo como las epífisis y la zona intermedia entre ambas, que contiene la placa de crecimiento, como la metáfisis. Abro el libro de anatomía que he traído conmigo para recordar el meollo del asunto.

La gran protuberancia al final del fémur, que parece un peñasco nevado, es el trocánter mayor, punto de inserción del más potente de los músculos del trasero, el glúteo mayor. La forma esférica es la cabeza femoral, y no puedo resistirme a introducir el meñique en su fóvea, la pequeña depresión que suele albergar el grueso ligamento que conecta la cabeza del fémur con la cavidad del hueso coxal. Recuerdo la muñeca de plástico que tenía de niña, con las extremidades y la cabeza secretamente unidas a su tronco color melocotón por gomas elásticas muy tensas. Y la imagen inolvidable de su cabeza rubia rodando por la acera después de que mi hermano la arrancara sin querer, al tirar de ella para arrebatármela. Toco con los dedos el cuello del fémur, tan quebradizo en las ancianas, una lesión que se reconoce sin esfuerzo por la impactante imagen de la pierna anormalmente acortada y torcida hacia fuera. Observo los diminutos orificios de la diáfisis, por donde los vasos sanguíneos habrían penetrado el hueso para suministrar oxígeno a todas sus células. Le doy la vuelta al fémur e inspecciono el otro extremo, donde dos epicóndilos de superficie rugosa forman el ensanchamiento de la diáfisis, y los dos cóndilos redondeados de la parte posterior se curvan hacia fuera para encontrarse con los huesos de la pierna en la articulación de la rodilla.

Al tener el fémur cerca de la cara, me fijo en que se ha desprendido una astilla del trocánter mayor. El hueco resultante es minúsculo, pero a través de él puedo distinguir las dos capas principales que componen todos los huesos: la corteza externa y la médula interna. El hueso cortical representa el 80 % del esqueleto total en un adulto, lo cual es sorprendente porque parece una capa insignificante en una muestra como ésta, como si se hubiera sumergido en pintura o cubierto con una capa de chocolate. El hueso medular que se encuentra debajo tiene un aspecto muy distinto, con agujeros llamados trabéculas tan visibles como los de una barra de Crunchie. Los huesos infantiles están compuestos principalmente por este material más ligero, mientras que los adultos sólo conservan una pequeña cantidad, lo suficiente para almacenar la preciada médula y asegurar que nuestros huesos no sean demasiado pesados para transportarlos.

Y aquí me interrumpo. No llegaré muy lejos así. Examinando la punta rota de este viejo fémur sólo puedo vislumbrar una fracción de la verdadera geografía del hueso. Y no por la visión limitada, sino porque un vestigio tan antiguo no puede darnos más que una idea vaga de cómo son los huesos reales. Pienso en la palabra griega *skeletós*, que significa «desecado» y refleja a la perfección la manera árida e inanimada en que a los médicos se nos entrena para pensar no sólo en los huesos, sino en el cuerpo en su conjunto. Y de pronto lo tengo claro: la anatomía muerta es una anatomía falsa.

Así que olvidémonos de cualquier asociación que hayamos podido hacer entre el esqueleto y la muerte. Banderas piratas y cadáveres de pájaros despojados de su carne. Catacumbas y fósiles de dinosaurios. La Parca, descarnada bajo su capa, y cenizas esparcidas por el mar. Los huesos están vivos. Los huesos de nuestro cuerpo tal vez tienen la misma forma básica que los fragmentos de esqueleto que he estado examinando aquí, pero su esencia cambia. Los huesos vivos no son iguales a los que tengo delante, ni a los que vemos en el laboratorio de biología, ni a los de tamaño desmesurado del Museo de Historia Natural, que fueron desenterrados en una excavación arqueológica. Comparados con los huesos que hay dentro de nuestro cuerpo ahora mismo, no son más que fantasmas.

Imaginemos, en cambio, una escena luminosa: estamos dentro de la pierna de una persona viva y, como el hombre de los seis millones de dólares de la serie televisiva de los años setenta, podemos ver, con una claridad microscópica, hasta el último de los componentes de su fémur. Lo primero que advertiremos es que el borde de la corteza ósea no es, después de todo, una simple carcasa. Su función es evitar que el hueso se rompa bajo las tensiones físicas de la vida cotidiana y, para ello, debe tener un propósito y estar vivo. Si ampliamos un tramo de la corteza del tamaño de una huella dactilar, descubriremos que está formada por miles de unidades idénticas llamadas osteones, que corren paralelas al eje longitudinal del hueso. Al cortar uno de ellos, como si fuera un pequeño árbol talado, nos maravillaremos de cómo las capas concéntricas, cada una rica en colágeno y sales minerales, se disponen en ángulo recto respecto a las que tienen a cada lado, lo que maximiza la resistencia a la tracción. Si observamos lo que se conoce como canal de Havers, que atraviesa el centro de los osteones, veremos que está repleto de arterias, venas, vasos linfáticos y nervios que lo mantienen vivo. Fijémonos en los canales de Volkmann, orientados en sentido horizontal, que permiten que todos los canales de Havers se comuniquen entre sí, excepto en el borde más externo, donde una vaina protectora flexible llamada periostio cubre cada hueso como el guante de un halconero protege su mano.

Ahora hurguemos hasta el bulbo raquídeo. En un hueso muerto, lo que veíamos tenía el aspecto de una esponja endurecida. Pero si cortamos un hueso de verdad, lo primero que advertiremos es lo jugoso que es por dentro. No sólo lo recorren vasos sanguíneos aquí y allá, sino que está repleto de médula ósea. La médula roja está llena de células madre, a partir de las cuales se producen más de 200.000 millones de glóbulos rojos y blancos cada día. Ésta se ve reemplazada poco a poco por la médula amarilla, que es una gran reserva de grasa, de modo que, en la edad adulta, lo único rojo que nos queda se encuentra en las caderas, las costillas, la columna vertebral, el tórax y los extremos de los huesos largos.

Si tuviera que prepararme para un examen, estos datos osteológicos se me impondrían como un beso no deseado. Pero cuando sueño al mismo tiempo que aprendo, sólo puedo disfrutar. Podría quedarme para siempre en este pozo de luz que es el Museo Gordon, en la acogedora soledad de la contemplación anatómica. Podría pedirle a Bill que me mostrara todo lo que tiene, que me trajera caja tras caja para examinar cada fragmento del esqueleto humano y, mientras pudiera mezclar los datos con la ensoñación y permitir que la poesía del cuerpo resonara por sus espacios infinitos, nunca me cansaría. Pero ¿qué hay de mis propios huesos? Si alguien se encontrara mis restos en el futuro, ¿qué le revelarían?

Con la ayuda de la base de datos de cráneos CRANID, un antropólogo físico me clasificaría dentro de uno de los ocho amplios grupos etnogeográficos. Por el estado general de mi esqueleto y la ausencia de marcadores de estrés, como las líneas de Harris en la tibia, concluiría que no he sufrido enfermedades importantes en la infancia y que he estado bien alimentada. Determinaría mi sexo por la pelvis, con su mayor ángulo subpúbico, amplia escotadura ciática y surco preauricular bien definido. Mi edad también sería fácil de deducir, ya que, después de cumplir los cincuenta, todas mis epífisis estarían fusionadas. Advertiría cierta degeneración, signos tempranos de osteopenia y tal vez cierto desgaste en la unión de las costillas con el esternón. Quién sabe, incluso podría haber un poco de osteoartritis, estrechamiento de los espacios articulares y excrecencias óseas rugosas llamadas osteofitos que sobresalen de las articulaciones de la cadera y la rodilla. Aun así, hay límites en lo que hasta el mejor experto puede leer en el texto que componen los huesos de una persona. Pueden llegar a detectar cicatrices de antiguas lesiones, pero seguirían sin ver el significado paradójicamente banal de los acontecimientos que las causaron.

Fractura nasal. Es uno de esos días idílicos de verano. Tengo ocho años y estoy buceando en la piscina de un vecino. Cada vez que salgo a la superficie, hay un estallido de colores y sonidos: el césped y los árboles verdes y luminosos, un cielo alto y blanco salpicado de pájaros, toallas calentándose en tumbonas amarillas, risas y la voz de un adulto que nos llama a mi hermano pequeño y a mí para comer. En ese momento no obedezco porque estoy experimentando con algo importante: cómo fragmentar la alegría en espacios, arriba y fuera o abajo y dentro. Puedo atravesar la superficie del agua y unirme al bullicio alegre, o sumergirme en el sueño de un yo azul más profundo. Arrodillada junto al filtro metálico, pruebo los límites de mi respiración antes de presionar con fuerza el fondo de la piscina con los pies y darme impulso hacia arriba. Al romper la lámina reluciente del agua, inclino la cara hacia el cielo en busca de alivio y, en ese preciso instante, viendo sólo un azul plano, mi hermano lanza un juguete pesado desde el otro extremo de la piscina. Se oye un fuerte crujido al cruzarse las dos trayectorias y la sangre corre por el agua como si fuera tinte.

¿Qué más hay en mi catálogo personal de huesos? Una fractura por avulsión del tobillo derecho por caer mal al saltar de una roca en Egipto, y otra por sobrecarga en la tibia por correr demasiado cuando era joven. Los percances de mis hijos, cuyos huesos atesoro más que los míos: del mayor, el pie roto al caerse de la litera de arriba, y la nariz rota al bajar a toda velocidad por una duna de arena; de mi hija mayor, la fractura del radio derecho tras resbalar en un parque infantil con los zapatos mojados por la lluvia y, diez años después, la nariz rota al chocar contra una puerta de cristal en una fiesta de adolescentes; y de una de las gemelas, el codo dislocado al caerse mientras cogía de la mano a su hermana. Lo que vuelve irrelevantes estas fracturas es que el esqueleto, la parte del cuerpo que consideramos más sólida, cambia constantemente de forma. Para comprender cómo funciona, basta con desenfocar la vista hasta que todos los fragmentos se funden en un todo.

O imaginar que el esqueleto se derrite en una sola olla de huesos.

Los bebés no nacen con el esqueleto formado, moldeado al milímetro y apto para cumplir su función, como un mecano, pero durante la vida fetal se forma una plantilla básica de cartílago y tejido fibroso. Esta fase es como un dibujo lineal en un libro para colorear, antes de que alguien lo rellene con rotuladores. La transformación del esqueleto delineado se denomina osificación. Primero, un material resistente llamado osteoide reemplaza al modelo esquelético y, acto seguido, se depositan sales minerales en el andamiaje formando hueso duro. En la mayoría de los huesos cortos, esto ocurre desde lo que se conoce como centro de osificación. Los huesos largos son más complicados. Tienen un centro de osificación primario en la diáfisis, y otros dos secundarios, uno dentro de cada metáfisis, donde el alargamiento del hueso continúa hasta la adultez temprana, a partir de una franja de cartílago muy activa llamada placa de crecimiento. El cráneo tiene varios centros de este tipo, líneas de sutura que se forman donde se unen los huesos de los centros adyacentes, dejando unos espacios blandos llamados fontanelas que, de manera desconcertante, pueden palparse en la cabeza de un bebé hasta que se desarrollan del todo las placas de hueso duro.

La osificación se da de forma desordenada en todo el cuerpo e incluso dentro de cada parte. Tomemos como ejemplo el húmero, como se llama el elegante hueso de la parte superior del brazo. La diáfisis aparece en el útero aproximadamente a las ocho semanas. En el extremo del hombro, las dos protuberancias del húmero, conocidas como tubérculo mayor y menor, se osifican más o menos entre el primer y el segundo año y entre el cuarto y el quinto, respectivamente. Pero, incluso entonces, no se unen al eje hasta que la persona tiene entre dieciocho y veintiún años, justo cuando ese brazo juvenil se alza con su primera copa legal. En el extremo inferior del húmero, las otras dos protuberancias, los epicóndilos medial y lateral, se forman de los cuatro a los seis años, y a los doce, respectivamente, y se fusionan con el eje entre los catorce y los dieciséis. Lo mismo ocurre en todo el esqueleto humano, con la fusión de los 360 fragmentos óseos con los que nacemos en los 206 huesos que conforman el esqueleto adulto estándar, un proceso que no se completa hasta alrededor de los treinta años.

Incluso una vez compuesto nuestro esqueleto base, no hay nada estático en él. El esqueleto que nos sostiene hoy no existía literalmente hace una década. Cada año se renueva cerca del 10 % de los huesos, que se disuelven y se reconstruyen sin cesar. Esto ocurre para reparar las lesiones, fracturas y deformidades que sufrimos a lo largo de nuestra azarosa vida, para adelgazar o engrosar determinados huesos en respuesta a la carga diaria que soportan y para suministrar a nuestro torrente sanguíneo los niveles exactos de calcio y fosfato, minerales esenciales para tantas otras funciones del organismo.

En esta remodelación intervienen dos tipos importantes de células óseas, ambas originadas en la médula ósea: los osteoclastos y los osteoblastos. Los osteoclastos intervienen cuando hay que reconstruir un fragmento de hueso. Esto puede ocurrir en el esqueleto en crecimiento de un niño, en una lesión o simplemente en una sección que no se ha renovado durante un tiempo y está deteriorándose. Una vez en su destino, los osteoclastos se adhieren al hueso y lo aíslan, como lo harían unas vallas en unas obras de carretera. A continuación, liberan ácido y enzimas que crean un pequeño orificio, dejando el terreno preparado para que el siguiente equipo de células haga su trabajo.

Los osteoblastos, por su parte, crean hueso nuevo. Atraídos por los huecos, se disponen a rellenarlos secretando capas ordenadas de osteoide, que luego combinan con sales de fosfato y calcio, las cuales se endurecen hasta transformarse en la sustancia mineralizada que llamamos hueso. Este proceso dura de tres a cuatro meses. Al final de su vida, los osteoblastos se convierten en osteocitos, que son, con diferencia, las células óseas más comunes.

Antes de salir del Museo Gordon, echo un último vistazo al interior de la caja de fémures. Me pregunto a quién habrá pertenecido el pequeño. ¿A un niño? ¿Y el grueso? A un hombre trabajador quizá, porque su grosor habla de una musculatura desarrollada. Reflexiono sobre cómo cada persona lleva su historia escrita en los huesos. Sin pensarlo, coloco el último fémur sobre el mío por encima de mi vestido de verano, en la posición anatómica correcta. ¿Fue en otro tiempo el muslo de una mujer? ¿Qué tipo de vida tuvo? Cruzo la pierna y la descruzo, observando cómo se mueve a la vez que el mío.

¿No es cierto que los puntos débiles de una persona son, a menudo, la otra cara de sus fortalezas? Lo mismo ocurre con los huesos: dejando de lado las fracturas, la mayoría de las enfermedades graves surgen por su gran dinamismo, cuando falla el equilibrio entre la formación y la disolución ósea. El ejemplo más común es la osteopenia, que es el adelgazamiento de los huesos que se produce en mujeres que, como yo, se encuentran en la perimenopausia, cuando la disminución de los niveles de estrógeno provoca una pérdida mayor que la que se puede reemplazar. Esto resulta en una tasa de desgaste del 10 % de la masa ósea por década y, a la larga, en osteoporosis. Por otro lado, se observa una acumulación excesiva de tejido óseo en afecciones como la enfermedad de Paget, la fibrodisplasia y la osteopetrosis. Y, además, existe una enfermedad rara pero devastadora llamada osteogénesis imperfecta, en la que la incapacidad de los osteoblastos para producir el colágeno esencial para formar osteoide provoca fracturas repetidas e incluso puede conducir a la muerte.

Hasta el diminuto estribo puede quedar inutilizado por lo que se conoce como otosclerosis, la principal causa de sordera en los jóvenes. Los huesecillos del oído son tan intricados que es necesario que una proteína llamada osteoprotegerina regule la remodelación ósea. Pero en esta enfermedad, el estricto sistema de control falla: tras la resorción osteoclástica, hay una actividad excesiva de los osteoblastos que hace que el estribo quede inmovilizado. Al no poder moverse los huesecillos entre sí como deberían, la conducción del sonido se ve afectada. El mejor tratamiento es una operación muy delicada llamada estapedectomía, que consiste en extraer el estribo que está fijado y reemplazarlo por una prótesis de plástico o metal.

Sin embargo, el proceso patológico más dinámico que afecta al esqueleto humano es, sin duda, el cáncer. La malignidad ósea suele ser secundaria, es decir, el tumor se origina en otra parte del cuerpo y acaba propagándose a lugares como la pelvis y la columna vertebral. Pero existe un tipo raro y devastador que se origina en el propio hueso. En casos como éste, incluso los mejores cirujanos tendrán que moderar sus habituales aspiraciones heroicas.

En el Royal National Orthopaedic Hospital, en Stanmore, centro de excelencia para todo lo relacionado con los huesos. Estoy de pie frente a una pantalla, mientras uno de los principales especialistas, el doctor P., me muestra una radiografía de un muslo en la que el tejido blando gris contrasta con el blanco del hueso. En la parte superior, cerca de la pelvis, me señala por dónde el tejido óseo nuevo parece irradiar desde la médula del fémur, atravesando la corteza y el periostio. Durante el tiempo que trabajé en el servicio de urgencias, aprendí a reconocer en una radiografía la línea oscura que indicaba que un hueso se había fracturado. También sé distinguir las caderas y las rodillas artríticas, e incluso el aspecto emborronado del cáncer metastásico. Nunca he visto nada parecido a esto. Él me explica que la mayoría de los casos de tumores óseos que le derivan son condrosarcomas, osteosarcomas y sarcomas de Ewing. Se sabe que esta paciente —señala a la mujer que duerme en la mesa de operaciones— pertenece al primer grupo porque no ha perdido el pelo. A los pacientes con osteosarcoma se los somete a quimioterapia antes de operarlos, mientras que los condrosarcomas no son sensibles a estos fármacos y se tratan directamente con cirugía.

En el otro extremo de la sala, la mujer está cubierta de la cabeza a los pies excepto la pierna izquierda, que sobresale del sarcófago verde casi con naturalidad, como si asomara por debajo de una sábana en una calurosa noche de verano. Para mantenerla estéril le han enfundado el pie en un guante quirúrgico, y el resto de la pierna lo han pintado con Betadine, dejando vetas marrones como las de un bronceador de bote mal extendido.

El doctor P. mide en el ordenador la posición del tumor en relación con los puntos de referencia normales del fémur. Toma una regla de acero y un bolígrafo morado y, de pie junto a la cama de la durmiente, traza una línea que parte de la curva femenina de su cadera y recorre un lado de la pierna hasta llegar al hueso del tobillo, y la rellena con un sombreado a rayas. A continuación, con ayuda de la regla, compara las mediciones de la radiografía con las del cuerpo que tiene delante. Por segmentos, desliza la regla desde el extremo curvo del trocánter mayor hacia abajo, sumando longitud tras longitud hasta llegar a un punto donde traza una nítida línea horizontal que cruza la vertical. Allí escribe las letras «PT» para indicar el punto de transección, donde tiene previsto cortar el fémur.

Después de lavarse, el doctor P. practica un corte a lo largo del muslo de la mujer con la ligereza de una caricia. Con la punta caliente del bisturí eléctrico de corte diseca la piel y la grasa, y va cauterizando los pequeños vasos sanguíneos que sangran. Luego traspasa el resistente tendón del glúteo mayor hasta llegar a la esfera perfecta de la cabeza femoral, cuyo cartílago brilla como una gran canica plateada. Ha entrado en la zona a la que todos los cirujanos deben acceder, donde lo mecánico borra lo personal. Como simple observadora, yo sí puedo permitirme alternar entre perspectivas: es una mujer, es tejido. Él le levanta la pierna, sujetándola por el tobillo, y la mueve de un lado a otro para desprender el muslo del hueso de la cadera. Acto seguido realiza una disección roma: separa los músculos con los dedos y corta con el bisturí eléctrico justo por encima del guante. El tumor se encuentra en la parte externa de la articulación de la cadera, pero muy cerca de ella, y se extiende hasta la ingle. No es fácil acceder a él. Y, al inclinarse, el fémur, frágil a causa de la enfermedad, se parte.

Ya no queda otra que cortar el fémur a lo ancho, dejando en su extremo inferior suficiente muñón para fijar una prótesis. El doctor P. coge una sierra eléctrica, pero, aunque es más ligera que una herramienta antigua, tiene que hacer mucha presión sobre el hueso, y una pequeña nube de polvo blanco acompaña el fuerte zumbido de un mosquito. El fémur se corta como si se tratara del tronco de un árbol, trabajo forestal. Y, como un leñador, aun sabiendo que al llegar al final del corte el hueso cederá, se echa ligeramente hacia delante y exhala.

De repente, me encuentro ante una sección transversal del hueso más grande del cuerpo. El gran círculo es brillante y redondo como la luna. El borde exterior, de un blanco amarillento, tiene unos milímetros de grosor. Dentro de este anillo, el hueso tiene cierta textura y un intenso color violáceo. La médula satura las trabéculas. El núcleo del fémur sangra con profusión. Parece blando como una esponja, pero cuando el médico residente coloca sobre él el extremo de su tubo de succión para ir eliminando la sangre que se acumula cada vez en su superficie redondeada, se nota que aquello en lo que se apoya es sólido. Este hueso espectacular está vivo. No es polvo. No susurra desde el pasado. Es la realidad de una paciente que yace allí, con la vida pendiente de un hilo, el miembro ya irrecuperable, un tumor que se ha abierto paso como un puño, una irrigación sanguínea anómala con vasos como dedos arrugados y retorcidos de bruja, y un cáncer que ha avanzado del muslo al pulmón y que llevará a esta mujer a la tumba, seguramente antes de que acabe el año, antes de que el sol que cae sobre la acera dé paso a la escarcha.

Se levanta y extrae en bloque la sección cortada del hueso del muslo, el cual, como todavía está recubierto de tejido, no parece un hueso, sino más bien una pierna delgada que se saca de una más grande. Se perfora el muñón restante del fémur para eliminar la médula amarilla residual. Se introducen en la cavidad de la cadera unas piezas provisionales verdes, como pelotas de golf, hasta dar con el tamaño adecuado. También se encajan unas piezas de prueba azul violáceo, que luego se sustituyen por las «definitivas»: una bola y una varilla de titanio. Se coloca sobre la varilla una malla Trevira, a modo de calcetín, antes de inyectar cemento óseo en el fémur perforado. Después de eso se encaja la prótesis en los extremos de la cadera y la rodilla, y se suturan debidamente los músculos en su posición.

Miro el cuerpo de la joven mientras le retiran las sábanas ensangrentadas; me recuerda el mío. El doctor P. me dice que es un tumor muy agresivo. Probablemente ha crecido en la placa de crecimiento del fémur a partir de células cartilaginosas anormales y hace seis meses ni siquiera estaba allí. Coge la sección amputada, que es tan grande como uno de mis antebrazos, con un tumor del tamaño de un puño a un lado, y la deposita en un cubo. Y sólo cuando le oigo decir que nunca hubiera imaginado, como cirujano novato, que algunas de las operaciones más satisfactorias que acabaría realizando serían con fines paliativos, me percato de la realidad: el doctor P. ha estado cinco horas reforzando la pierna debilitada de su paciente para evitar una fractura espontánea insoportable. Desde el principio estaba claro que no podría salvarle la vida.

Cuando estudiaba Medicina, me dieron una caja llena de huesos para que me la llevara a casa. Era del tamaño de un pequeño ataúd y la tenía en el dormitorio, junto al escritorio. La primera vez que la vacié en el suelo, tardé un rato en darme cuenta de que sólo me habían dado medio esqueleto. Había un cráneo, una columna vertebral, un esternón y una pelvis, pero de los huesos que vienen en pares, como los del tórax y las extremidades, sólo había un ejemplar. Desde entonces he averiguado que la mayoría de esos esqueletos que se enviaban a las facultades de Medicina del Reino Unido provenían de la India, donde a los «recolectores de huesos» se les pagaban cantidades irrisorias por limpiar y blanquear restos humanos para nuestro disfrute. Pero en aquel momento me sentí estafada. Supongo que esperaba que el esqueleto estuviera completo, como el que llevaron al aula esa emocionante primera mañana, para poder colgarlo en plan macabro en la sala de estar y presumir delante de mis amigos que no eran médicos.

Qué boba. Me avergüenza no haber comprendido en aquel entonces la poesía que encerraban esos huesos, y el privilegio que suponía cuidarlos durante un par de años. Como mujer de mediana edad que percibe la muerte al acecho en cada esquina, sé exactamente lo que diría ahora si tuviera que repartir estas preciadas cajas en un aula llena de médicos novatos e inexpertos. Os hemos dado unos esqueletos incompletos por algo más que razones económicas. Podemos enseñaros la nomenclatura osteológica y ayudaros a ubicar cada fragmento del esqueleto humano. Podemos explicaros por qué los huesos tienen la forma que tienen, qué otras estructuras los rodean o atraviesan, o qué protección ofrecen a los órganos más blandos que cubren. Pero todo esto es sólo una parte del cuadro. El resto pertenece al ámbito personal y tenéis que descubrirlo por vosotros mismos. Id a urgencias, observad en un quirófano en silencio, visitad una clínica ortopédica. Poneos delante del espejo y buscad los huesos que os sobresalen. Examinad rostros ancianos. Sed como el fabuloso John Webster, dramaturgo jacobeo, y buscad el cráneo que se esconde bajo la piel.

Al fin y al cabo, el conocimiento óseo no es dominio exclusivo de los médicos. No hace mucho mis padres nos reunieron a mis hermanos y a mí. Para ahorrarnos una decisión difícil en el futuro, nos preguntaron qué pensábamos que debía hacerse con sus cuerpos cuando murieran. Yo dije que estaba a favor de la incineración, por comodidad. Pero uno de mis hermanos no opinaba lo mismo y no tardó en convencerlos para que conservaran la parcela que habían reservado en el cementerio local. Ahora me alegro mucho de que lo hiciera. Si mi madre y mi padre tienen la suerte de poder mantener sus esqueletos intactos, lo último que querría es destruirlos. Yo también quiero que los entierren y que lo hagan en algún lugar donde mis hermanos y yo, y todos nuestros hijos, podamos visitarlos y sentir el peso de sus huesos bajo nuestros pies.

Los genitales

Los cuerpos con los que aprendimos en la Facultad de Medicina siempre pertenecían a otras personas. Pensar o hablar del nuestro habría parecido inapropiado, algo así como interferir en la pureza de la ciencia. Pero para mí es absurdo obstinarse en separar lo académico de lo subjetivo. Los primeros conocimientos de anatomía de un médico, como los de cualquiera, provienen de la experiencia personal.

En la pared de mi aula de primaria hay un póster que representa la progresión de una niña hacia la edad adulta. Debo de ser yo. A la izquierda del gráfico encuentro mi figura: una pelvis de caderas estrechas, y en su interior, la ya familiar silueta de astas de ciervo que forman el útero, los ovarios y las trompas de Falopio. Entre las piernas, la más cortés de las sonrisas. Desplazo la mirada hacia la derecha y me enfrento con mi destino, tan extravagante como los planetas del póster de al lado. No hay escapatoria: un día me convertiré en esa mujer de caderas anchas y pechos grandes que esconde los secretos de sus genitales en un frondoso bosque de vello.

De vuelta en casa, un grupo de muñecas en la cuna que hay a los pies de mi cama me ayuda a alcanzar un conocimiento fragmentario. Algunas tienen un pequeño surco en la curva de la entrepierna. En otras, se ha optado por una interpretación puramente urológica de la vagina, un pequeño orificio a través del cual se vacía el agua con la que las alimento para mojarles el pañal.

En un cubículo de los aseos del internado, a la luz de un tubo fluorescente, intento descifrar el dibujo que debe ayudarme a ponerme mi primer tampón, un plano sagital del interior de una mujer coloreado de azul para distraer la atención del inevitable asunto rojo. No tengo ni idea de cómo inclinar el aplicador de cartón para conseguir el «ábrete, Sésamo», y me entran náuseas cuando, casi sin sentirlo, el denso hisopo se desliza en lo que parece la nada, dejándome sólo un hilo del que tirar como única señal de seguridad. Siguen años de menstruaciones, en los que descubro que la vagina se volverá contra mí cada mes, sin tener la cortesía de advertirme como lo hace la vejiga; simplemente chorreará, dejando una estela de violencia carmesí allá donde me siento.

¿Qué más? Los dedos de los chicos, sucios e inexpertos, haciendo todo lo posible por corresponder a la marea de su propio placer; los fríos espéculos de las citologías. Pero espera. ¿Por qué sólo esta letanía mecánica? ¿Qué hay de la diversión carnal que tuvo un papel tan central en mi pubertad? ¿Dónde está esa chica lujuriosa que me consta que fui? La cuestión es que estas imágenes pueden estar sesgadas, pero si reduzco el encuadre a sólo aquellos recuerdos en los que sale la vagina, los únicos que me vienen a la mente son tristes y funcionales.

Habría que reescribir la anatomía de los genitales. Arrancar las páginas de los libros de texto que aíslan el pene y la vagina en capítulos aparte. Borrar de las pantallas esas secciones. Todo lo que me enseñaron sobre esta parte de nuestro cuerpo se basaba en una oposición falsa. Antes de empezar a desmontar algunas certezas aprendidas, quiero que sepáis cuáles son. Así que, para bien o para mal, éstos son los principios básicos que me enseñaron en la Facultad de Medicina.

En los genes llevamos escrito, según nos dijeron, si seremos hombre o mujer. La mayoría de las células humanas contienen en su núcleo la información genética de una persona, repartida en veintitrés pares de cromosomas. La mitad de cada par la heredamos de un progenitor biológico y la otra mitad del otro. El último par es diferente a todos los demás. Son los cromosomas sexuales y en ellos está escrito nuestro destino reproductivo y genital. Nuestra madre siempre dona a este par un cromosoma X, mientras que nuestro padre puede dar una X o una Y. Si la combinación resultante es XY, nacemos con pene. Si la combinación es XX, nacemos con vagina. Las únicas células que no tienen la carga completa de ADN son los espermatozoides y los óvulos, que llevan sólo su propia mitad.

A las cinco semanas de gestación, aparecen unas pequeñas protuberancias llamadas crestas genitales, y hacia ellas migran las células germinales, que algún día se convertirán en espermatozoides u óvulos. Entre la sexta y la octava semanas, el sistema reproductivo está compuesto por dos gónadas primitivas, situadas junto a dos estructuras llamadas conductos de Müller y de Wolff. En esta fase, todos los embriones humanos tienen el mismo aparato reproductivo. Lo que ocurre a continuación depende de ese par de cromosomas sexuales tan importante.

En el cromosoma Y se encuentra un segmento llamado SRY, que significa «región determinante del sexo del cromosoma Y». Si un embrión es XY, a las ocho semanas de gestación el SRY produce una proteína llamada factor determinante de los testículos, y las gónadas, que hasta ahora eran ambisexuales, se convierten en testículos. Acto seguido, los testículos producen dos hormonas que impulsan el proceso al siguiente nivel. La primera es la testosterona, que activa los conductos de Wolff para que se desarrollen en estructuras del aparato reproductor masculino, como el epidídimo, los conductos deferentes y las vesículas seminales. La segunda es la hormona antimülleriana, que es la responsable de la involución de los conductos de Müller durante el desarrollo embrionario, hasta el punto de impedir la formación de las partes reproductivas femeninas.

Según este paradigma, la posición predeterminada de todos los embriones es femenina. Al no haber cromosoma Y, no existe la región SRY, y la ausencia del factor determinante de los testículos lleva a la atrofia de los conductos de Wolff. Del mismo modo, la ausencia de la hormona antimülleriana hace que el sistema de conductos de Müller se desarrolle en estructuras reproductivas femeninas, como la parte superior de la vagina, los ovarios, las trompas de Falopio y el útero.

A las diez semanas de gestación emerge un patrón reproductivo interno que sigue lo que convencionalmente se considera masculino o femenino. Esto es lo que se denomina determinación del sexo. De manera un tanto confusa, el proceso del todo independiente por el cual la determinación del sexo da lugar a la formación de genitales carnosos se conoce como diferenciación sexual. Pero antes de entrar en ello, convendría detenerse y cuestionar la aparente certeza de lo expuesto hasta ahora. Porque la realidad es que la genética del sexo no está nada clara.

Para empezar, la idea de que la presencia o ausencia del cromosoma Y determina el sexo es muy simplista. Las personas con condiciones intersexuales, también conocidas como diferencias del desarrollo sexual (DDS), rompen esta nítida taxonomía, ya que sus cromosomas señalan una cosa, pero sus gónadas o anatomía sexual señalan otra. Estos individuos suelen dividirse en dos grupos. El primero son los que tienen cromosomas faltantes o adicionales, como las mujeres con síndrome de Turner, que son XO, o los hombres con síndrome de Klinefelter, que son XXY. El segundo grupo no puede producir o responder a las hormonas sexuales de la manera habitual. Pero esto no es todo. Los investigadores han identificado más de veinticinco genes implicados en las DDS, y los avances en la secuenciación genética han revelado un amplio espectro de variaciones en estos genes, cada uno con sus propios efectos. En un artículo de endocrinología publicado en *Nature* en 2014 se sugiere que hasta una de cada cien personas podría presentar alguna forma de DDS.

También ha sido derribada la creencia de que la feminidad constituye la opción pasiva por defecto y que la masculinidad depende en exclusiva de la región SRY. El reciente hallazgo de genes como el WNT4, que promueve activamente el programa ovárico e inhibe el testicular, hace pensar que la identidad de la gónada viene determinada por una interacción más matizada entre dos redes genéticas opuestas. Resulta, por lo tanto, que son muy pocos los rasgos controlados sólo por la presencia o ausencia del cromosoma Y.

Pero eso no es todo. El sexo puede variar incluso a nivel celular. En 2010, Paul James, un genetista clínico australiano, estaba realizando una amniocentesis (un procedimiento rutinario utilizado para el diagnóstico prenatal) a una mujer embarazada cuando descubrió que la mitad de sus células tenían dos cromosomas X y la otra mitad un cromosoma X y un Y. De ahí dedujo que había empezado como hermana gemela en el útero de su madre, y que sus células embrionarias se mezclaron con las de un hermano fallecido, cuya existencia desconocía.

Hay otros ejemplos. En el mosaicismo genético, un individuo se desarrolla a partir de un solo óvulo fecundado, pero, debido a un error en la división de las células del cuerpo al formarse el embrión, acaba teniendo un mosaico de células con una genética un tanto diferente. Y en el microquimerismo, las células madre cruzan la placenta. En 2012, la inmunóloga Lee Nelson, de Seattle, sorprendió a la comunidad científica al anunciar el hallazgo de células XY en muestras *post mortem* del cerebro de mujeres que en algún momento estuvieron embarazadas de un niño. Resulta que estas células rebeldes no son pasivas, sino que se integran y desempeñan funciones especiales en su nuevo entorno. Algunos científicos ahora creen que la única forma racional de abordar la cuestión del sexo es célula por célula, viendo cada una como resultado de un complejo juego de interacciones moleculares.

Hablar de identidad sexual puede parecer peligroso. Pero no siempre ha sido así. En el siglo xix, los científicos se sentían bastante cómodos con la idea de que el sexo puede organizarse de múltiples maneras, ya que su principal área de estudio era el reino animal. Y aunque la mayoría de los mamíferos y aves tienen un sistema similar al nuestro, y el sexo del embrión depende de si la madre aporta un cromosoma W o Z al Z paterno, muchas otras especies cuentan con mecanismos que no tienen nada que ver con la genética para llegar a él. Las tortugas pintadas adquieren su sexo en función de la temperatura del nido en un momento clave de la incubación de los huevos: el frío da lugar a machos, y viceversa. El sexo del gusano cuchara verde lo determina su ubicación: los que caen en el lecho marino abierto se convierten en hembras, mientras que los que aterrizan sobre una hembra se convierten en machos. Todos los peces payaso nacen machos, pero pueden cambiar de sexo más adelante si se les pide que reemplacen a una hembra dominante del grupo que ha muerto. No hay ninguna duda acerca de la identidad sexual de los lagartos de cola larga, que siempre son hembras.

Según el libro de Sarah Richardson *Sex Itself: The Search for Male and Female in the Human Genome*, no fue sino a partir de ciertos acontecimientos históricos cuando empezaron a delimitarse las ideas acerca de la determinación del sexo. A principios del siglo xx, los microscopios se volvieron lo bastante potentes para que los científicos pudieran examinar las células por primera vez. En 1891, el citólogo alemán Hermann Henking descubrió lo que más tarde se denominaría el cromosoma X en el esperma de una avispa de fuego y, en las décadas de 1920 y 1930, la idea de un sexo biológico estrictamente definido cobró verdadero impulso al consolidarse la ciencia genética con el descubrimiento de las hormonas sexuales masculinas y femeninas. Resulta sorprendente pensar que la famosa región SRY no se identificó hasta 1990. Apenas unas décadas después, su hasta entonces férreo reinado comienza a tambalearse.

Este tipo de ciencia puede parecer bastante enrevesada, y cabría pensar que, en cuestiones de sexo y género, es mejor no pronunciarse. Pero no conozco a nadie que no esté interesado en sus propios genitales, así que volvamos a terreno conocido. En estas páginas me dispongo a demostrar que, incluso en el ámbito supuestamente seguro de nuestra anatomía privada, las cosas son más prodigiosas de lo que parecen.

• • •

No podemos pasar por alto el pene y los testículos. Encerrados en una cápsula llamada túnica albugínea, los testículos pesan unos veinticinco gramos cada uno y están divididos en cientos de lóbulos con forma de cuña. Éstos están llenos de estructuras enrolladas llamadas túbulos seminíferos, que contienen células de Sertoli, donde se produce el esperma. Desperdigadas alrededor de los túbulos se encuentran las células de Leydig, que producen la testosterona.

Los espermatozoides viajan desde los testículos hasta una estructura llamada epidídimo, donde se almacenan durante unas dos semanas. Luego, mediante movimientos peristálticos, pasan a lo que se conoce como conducto deferente. Cada conducto recibe a lo largo de su recorrido el líquido seminal de las vesículas seminales, una sustancia alcalina cuya función es neutralizar la acidez vaginal y suministrar fructosa a los espermatozoides a modo de combustible. Una vez superado el hito de las vesículas seminales, los conductos deferentes —que son pares— pasan a llamarse conductos eyaculatorios. Antes de unirse a la uretra, atraviesan la próstata y pasan junto a las glándulas bulbouretrales, que añaden lubricante.

Situado orgullosamente delante de los testículos, acaparando toda la atención, se encuentra el pene. Este órgano masculino, que se utiliza alternativamente para orinar y eyacular, se divide en tres partes. La raíz está oculta dentro del cuerpo y unida a la pelvis por dos ligamentos fuertes. Se compone de tres columnas de tejido eréctil (dos crura y un bulbo), todas cubiertas por los músculos llamados isquiocavernoso y bulboesponjoso. La segunda parte del pene, que su dueño contempla desde arriba, es el cuerpo o tallo, una prolongación de los tejidos de la raíz que van cambiando de nombre a medida que se hacen visibles. Lo que en el interior eran las crura se convierte en los dos cuerpos cavernosos del pene visible, columnas esponjosas de tejido, cada una con una arteria que, al llenarse de sangre, se vuelve rígida, formando la superficie superior casi plana del pene cuando está erecto. Debajo se encuentra el cuerpo esponjoso, la continuación del bulbo del pene, que también se llena de sangre en estado de excitación, aunque en menor medida, ya que en él está la uretra, que no debe aplastarse durante la eyaculación. Las tres columnas están rodeadas individualmente por la túnica albugínea. La tercera parte del pene es la punta o glande, una extensión del cuerpo esponjoso por la que sale la uretra. Está rodeado por completo de terminaciones nerviosas y cubierto por un poco de piel llamada prepucio.

Ya se ha explicado cómo, al principio, las gónadas femeninas y masculinas se desarrollan de forma idéntica. Los ovarios tienen la misma función básica que los testículos, que es producir gametos y hormonas sexuales. Son más o menos del tamaño de una uva grande, y cada uno está rodeado por la túnica albugínea y unido a la superficie posterior del ancho ligamento del útero. Los ovarios tienen una corteza externa y una médula interna, y la corteza está repleta de folículos ováricos, dentro de los cuales se forma un ovocito. Se crean entre uno y dos millones cuando la mujer es un feto en el útero de su madre, pero el desarrollo de estos óvulos se suspende hasta que la niña alcanza la pubertad. A partir de entonces, las hormonas estimulan la maduración de los óvulos, y por lo general se libera uno cada mes hasta la menopausia.

Pero aquí se acaba la democracia. En este importante momento de nuestro recorrido por la anatomía reproductiva femenina, perdemos por completo el rumbo. Porque ¿qué nos enseñan a las niñas y a las mujeres como el equivalente al llamativo y extravagante pene?

La vagina. Vale, quiero dejar esto bien claro: nos la jugaron. La vagina es un timo. Y explicaré por qué. Por supuesto que la vagina existe. Es el espacio tubular que conecta los genitales femeninos con el útero. Para ser precisos, es lo que se conoce anatómicamente como un espacio potencial, ya que se mantiene casi todo el tiempo cerrado por el músculo isquiocavernoso. Pero la vagina no es más que un espacio. Es como una técnica de distracción, un portal que sólo entra en juego cuando algo lo cruza: un dedo, un pene, un tampón o un dispositivo anticonceptivo que entra, o la sangre menstrual, o un bebé, que sale. En el mejor de los casos, la vagina es un conducto; en el peor, una ausencia, una laguna, un auténtico agujero negro anatómico.

Afirmar que la vagina es el equivalente del pene es algo totalmente erróneo. Luego ampliaré este punto. Antes quiero hacer hincapié en que nuestro desconocimiento de la verdad sobre los genitales femeninos es la causa de algunos problemas graves. Según la OMS, 200 millones de niñas y mujeres han sido objeto de mutilación genital femenina. La labioplastia, una operación estética que consiste en reducir y remodelar la vulva adulta para lograr una apariencia prepubescente, es uno de los procedimientos cosméticos que más están prosperando en el mundo, mientras que los servicios de identidad de género siguen lamentablemente sin recibir suficiente financiación. En Estados Unidos, el acceso al aborto está más restringido de lo que ha estado en décadas, pero el sitio web de Goop puede difundir libremente disparates aconsejando a las mujeres que se inserten huevos de jade en la vagina o la expongan a vapor. En el Reino Unido, una encuesta de YouGov de 2019 reveló que la mitad de los británicos ni siquiera sabe nombrar o describir los genitales femeninos. Pero nuestra ignorancia también tiene costes más sutiles.

Si a las niñas y las mujeres se nos hace creer que nuestros genitales son un vacío, ¿qué esperanza nos queda? ¿Cómo podemos empezar a dar sentido a nuestra experiencia y nuestro deseo? No es de extrañar que, cuando se nos dice que en lugar de un pene tenemos una vagina, nos quedemos tan confundidas que lo que sintamos acerca de nuestro yo más íntimo sea provisional, dependiente de las necesidades de los demás. Si se nos inculca que el centro de nuestra anatomía genital es una ausencia, no debería sorprendernos que nuestra comprensión y el lenguaje que utilizamos para describir lo que sentimos entre las piernas se quede en lo superficial. Como no debería sorprendernos que estemos en desventaja al imaginar que nuestros apetitos son esencialmente pasivos y que no podemos esperar más que la satisfacción de sentirnos colmadas. Normal que no estemos seguras de lo que queremos, que no tengamos claro si decir sí o no. Que seamos espectadoras, no buscadoras. Porque, para que exista el deseo, necesitamos una anatomía del deseo, información clara que nos permita señalar, gesticular e impulsarnos hacia delante. En su libro *Promiscuidades*, Naomi Wolf sostiene que las mujeres debemos comenzar a documentar nuestras experiencias genitales subjetivas. Lo llama escritura sexual en primera persona. Pero ¿cómo empezar a hacerlo con precisión cuando la semiótica que nos enseñan, desde que somos unas renacuajas hasta que nos hacemos mujeres, dice que nuestros genitales esencialmente no existen? ¿Que, en comparación con el magnífico y elástico pene eyaculador, lo que tenemos entre las piernas es poco más que un agujero?

La vagina puede proporcionar un cobijo cálido y estimulante al pene, aunque está lejos de ser su equivalente. La verdad es mucho más emocionante y radicalmente distinta de la versión que todos hemos recibido.

Pero para llegar a ella, vamos a tener que apoyarnos en una parte de la medicina que a menudo se deja de lado.

La embriología es la prehistoria del cuerpo. Nos habla de los orígenes de los órganos, y rastrea el sinuoso trayecto que recorren nuestros tejidos antes de acabar en su posición definitiva. La investigación embriológica reciente más exhaustiva en este ámbito es el estudio de Dylan Isaacson de 2018, que analizó los genitales de ochenta fetos de entre seis y veinticuatro semanas de gestación mediante tomografías de proyección óptica, microscopías de fluorescencia en lámina de luz y microscopías electrónicas de barrido. Es un excelente punto de partida para profundizar en el tema.

Mientras que la genética determina la conversión de nuestras gónadas en testículos u ovarios, la diferenciación sexual —lo que ocurre en nuestros genitales externos— dependerá por entero de las hormonas, en concreto de la presencia o ausencia de andrógenos. Hasta los tres meses de gestación fetal, todos los genitales son exactamente iguales. A partir de entonces, en el embrión masculino, donde se han desarrollado los testículos, la hormona clave que impulsa la aparición de los genitales masculinos es una derivada de la testosterona llamada dihidrotestosterona. En el embrión femenino, donde se han desarrollado los ovarios, la hormona clave que impulsa la formación de los genitales externos femeninos es un tipo de estrógeno llamado estradiol. Y he ahí el quid de la cuestión. Esto es lo que quiero que sepan mis hijos. Incluso cuando los genitales masculinos y femeninos empiezan a divergir, las diferencias entre ellos siguen siendo mínimas. Y dentro de lo que es, en esencia, un esquema anatómico muy similar, el equivalente del pene no es la vagina, sino el clítoris.

En ambos sexos, el origen común —la masa amorfa de arcilla, por así decir— es una protuberancia de tejido llamada tubérculo genital. Alrededor de las doce semanas, empieza a agrandarse por la parte superior del perineo. En el hombre, crece en un ángulo de noventa grados hasta convertirse en el glande del pene. En la mujer, el tubérculo genital se convierte en el glande del clítoris, que está más pegado al cuerpo, pero alcanza el mismo tamaño entre las doce y las trece semanas. Debido a que incluso el clítoris adulto está sostenido por un ligamento suspensor profundo, que lo une al hueso púbico, y la mayor parte de su forma de bumerán se mantiene oculta dentro del tejido blando del perineo, el glande es la única parte visible, lo que ha llevado a la arraigada falacia de que es una estructura diminuta. En realidad, el clítoris es un órgano de tamaño considerable, con todos los componentes de un pene.

La embriología también resulta esclarecedora en este punto. Alrededor de la decimotercera semana de gestación, el clítoris y el glande del pene se fusionan con el cuerpo de éste. En ambos sexos, esta estructura está compuesta de exactamente las mismas tres columnas de tejido eréctil: dos cuerpos cavernosos y uno esponjoso. De manera similar, estas columnas de tejido se extienden hacia la raíz. Como reflejo de la anatomía masculina, los cuerpos cavernosos del clítoris se prolongan en dos crura pareadas de cinco a nueve centímetros, segmentos de tejido altamente eréctil que se abren en abanico a cada lado y están unidos a la pelvis por ligamentos, mientras que los bulbos vestibulares, al igual que el bulbo del pene, se extienden hacia abajo para formar las paredes laterales de la vagina, así como para sujetar la parte inferior de la uretra.

En las partes periféricas del perineo de ambos sexos también existe una simetría. En el hombre se forman las glándulas bulbouretrales, o de Cowper, mientras que en la mujer, a partir del mismo tejido embrionario, surgen las glándulas vestibulares mayores, o de Bartolino, que secretan fluidos para mantener húmeda la zona genital y facilitar el coito. Las yemas epiteliales, que en el hombre forman la próstata, dan lugar en la mujer a las glándulas parauretrales de Skene, que producen un líquido con posibles propiedades lubricantes y antibacterianas. Las protuberancias labioscrotales forman el escroto en el hombre, mientras que en la mujer permanecen separadas y dan lugar a los labios mayores. Y los músculos isquiocavernosos y bulboesponjosos del suelo pélvico son idénticos en ambos sexos.

Incluso los vasos sanguíneos y los nervios son similares, y aunque muchos médicos podrían explicarnos que el suministro sanguíneo del pene y el clítoris proviene de la arteria pudenda interna y que el drenaje venoso se realiza a través de las venas dorsales superficiales y profundas, apostaría a que muchos urólogos ni siquiera sabrían explicar la inervación del clítoris, aunque los mapas nerviosos del pene han formado parte de su programa de estudios quirúrgicos desde siempre. Si se me permite corregir este desequilibrio, los nervios del clítoris se dividen en dos categorías. Los nervios cavernosos, que inervan el tejido eréctil del clítoris, son diminutos y poco visibles. Pero los que hacen tan increíblemente sensible a este órgano pueden tener hasta dos milímetros de diámetro y siguen un recorrido claro. Los haces neurovasculares del clítoris, que se originan en los nervios pudendos, ascienden por la pelvis ósea a cada lado antes de confluir en los cuerpos cavernosos, desde donde continúan su trayecto como nervios dorsales del clítoris a lo largo de la parte superior del eje hasta la punta del glande.

La única desviación significativa dentro de este patrón de estructuras dobles es la formación de la uretra. En el hombre, una sección de tejido llamada placa uretral forma un tubo dentro del cuerpo del pene alrededor de la octava semana de gestación. Los pliegues urogenitales restantes se fusionan, dejando una línea visible en la parte inferior del pene y a lo largo del perineo, llamada rafe. En las mujeres, esto no ocurre. En su lugar, los pliegues urogenitales no fusionados se convierten en los labios menores que rodean el vestíbulo vulvar, donde se encuentran los orificios de la vagina y la uretra. Pero, aparte de esta clara distinción entre fusionados y no fusionados, no es exagerado decir que los genitales masculinos y femeninos, con el pene y el clítoris como actores clave, se forman en el útero como imágenes especulares entre sí.

Como es natural, tener un clítoris no es ninguna novedad para mí. Pero hasta hace poco no tenía ni idea de lo que era, lo que parece increíble teniendo en cuenta que soy una mujer de cincuenta y tantos años, madre de cuatro hijos y cirujana que lleva más de tres décadas sexualmente activa. ¿Cómo lo habría definido si me hubieran preguntado? Como el pequeño botón de tejido nervioso situado en la parte superior de la vulva, una especie de premio de consolación sensorial. Desde luego, ignoraba por completo su origen común con el pene, o que está construido y sostenido por los mismos componentes, o que, en una democracia anatómica, debería estar al mismo nivel que el siempre orgulloso falo. ¿Cómo es posible que no lo descubriera en la Facultad de Medicina o durante los largos años de prácticas quirúrgicas?

Ardiendo de curiosidad, me dirijo a la biblioteca del hospital para investigar. Quiero hacerlo a la antigua usanza: abrir todos los libros, examinar las ilustraciones, devorar las distintas descripciones de los anatomistas y disfrutar de la perspectiva personal de cada uno. Quiero llenar, por primera vez, esta extraordinaria laguna en mis conocimientos y en mi identidad. Acarreo los libros uno a uno: tomos pesados que exigen ambos brazos para sostenerlos, junto con ejemplares más pequeños que se despliegan sobre mi mesa como un abanico abierto. Hay mucho que estudiar, pero me noto la mente ágil y ávida, y el corazón me late de una forma extraña, como cuando estoy agitada.

Lo que encuentro es información muerta. *Anatomía de Last* (1954), uno de los textos de anatomía más respetados, actualmente en su duodécima edición, no menciona el clítoris. La famosa *Anatomía de Gray* (1858) no es mucho mejor, ya que apenas habla de este órgano y parte de lo que dice es inexacto. Incluso en textos más especializados, que uno esperaría que profundizaran más en la anatomía genital femenina, como el *Atlas de cirugía urológica* (1989) de Hinman y *Human Sexual Response* (1966) de Masters y Johnson, hay una decepcionante falta de detalles.

¿Acaso se acaba de descubrir el clítoris? ¿Por eso no se menciona apenas en las biblias de anatomía que no hace tanto me enseñaron sus fundamentos? Puede que en los textos modernos haya una vergonzosa escasez de información, pero no siempre ha sido así. De hecho, el clítoris tiene una historia amplia, profunda e incluso celebratoria, que se remonta a siglos atrás.

Existe entre los anatomistas del siglo XVI cierta competencia sobre quién fue el primero en identificar el clítoris. Charles Estienne lo menciona en su tratado anatómico de 1545 sobre la disección de cadáveres y, aunque el científico italiano Realdo Colombo no describió oficialmente el órgano hasta cuatro años después, es el más entusiasta al ensalzarlo como «el amor o la dulzura de Venus», compararlo con el miembro masculino y subrayar de inmediato su importancia: «Sin estas protuberancias, las mujeres no podrían experimentar placer en los abrazos venéreos, ni concebir un feto.»

Incluso en esta etapa temprana, la historia del clítoris parecía destinada a oscilar entre la notoriedad y el olvido. A Aristóteles siempre se lo presenta como un hombre de gran sabiduría, pero creía que las mujeres no se desarrollaban correctamente en el útero porque les faltaba el calor necesario para expulsar los genitales más colgantes que tenían los hombres. Los gigantes del siglo XVI Galeno y Vesalio no estuvieron mucho más acertados cuando establecieron un falso paralelismo entre el pene y la vagina que persiste hoy día, y Vesalio llegó a afirmar que «resulta difícil atribuir, como si fuera un órgano, esta parte nueva e inútil a las mujeres sanas».

A pesar del ruido de tanto disparate, el clítoris logró hacerse oír en el siglo XVII. En 1671 la comadrona Jane Sharp lo comparó sin rodeos con el pene, alegrándose de que «hará que las mujeres sean lujuriosas y disfruten más de la cópula». El maravilloso anatomista Regnier de Graaf también lo defendió en 1672, reprendiendo a sus ignorantes colegas: «Nos sorprende mucho que algunos anatomistas no mencionen más esta parte, como si no existiera... la hemos encontrado en todos los cadáveres que hemos diseccionado hasta ahora: puede verse y tocarse fácilmente.» También añadió, desde un punto de vista filosófico, que si las mujeres no tuvieran un órgano de placer tan eficiente, ninguna «estaría dispuesta a cargar con un molesto embarazo de nueve meses». Y el cirujano inglés William Cowper dedicó al clítoris un capítulo entero de uno de sus libros de texto.

En el siglo XVIII era una creencia popular que los orgasmos ayudaban a las mujeres a concebir. Se cuenta que, en la década de 1740, cuando se le preguntó al médico de la princesa María Teresa por qué aún no estaba embarazada, él respondió: «Creo que la vulva de su santa majestad debería ser estimulada antes del coito.» En la década siguiente, el biólogo suizo Albrecht von Haller localizó el placer femenino «en la entrada del pudendo» y explicó que la función del clítoris no era otra que «elevar el placer al máximo».

El siglo xix es difícil de interpretar. Por un lado, se tendió a patologizar cada vez más el deseo femenino. Los libros de texto de medicina advertían que la lujuria femenina causaba problemas como adherencias uterinas e hipertrofia. La opinión del médico William Acton de que «una mujer modesta rara vez desea gratificación sexual para sí misma» habría sido emblemática de la época, mientras que la crónica de Elizabeth Sheehan de 1997 sobre la agresiva cirugía de clitoridectomía que el cirujano victoriano Isaac Baker Brown practicaba a mujeres con epilepsia e inestabilidad psiquiátrica es escalofriante.

Sin embargo, no todo fue malo. Durante la década de 1840, Georg Kobelt, uno de los anatomistas que más han contribuido a nuestra comprensión del clítoris, llevó a cabo un extenso trabajo, que incluía disecciones, anatomía comparativa y estudios de inyección cuyo objetivo era permitir el escrutinio de los genitales femeninos durante la excitación sexual. Con una franqueza difícil de encontrar hoy día, afirmaba: «El objeto principal de este ensayo es demostrar que la mujer tiene un órgano cuyas partes, consideradas por separado, son análogas a las del hombre.»

De este período son otras aportaciones inspiradoras, como la del médico británico Henry Havelock Ellis, quien en su obra *Estudios de psicología sexual*, publicada en 1897, ridiculiza la hipocresía de negar la sexualidad femenina: «Todas las mujeres poseen su propio sistema de zonas erógenas, manifiestas o latentes, y es tarea del amante descubrirlas y estimularlas hasta que lleguen a ese estado de tumescencia que es la primera etapa natural de la unión sexual.» En su obra *Essays in Medical Sociology*, publicada en 1902, la médica pionera Elizabeth Blackwell se deleita en el «impulso desenfrenado de la lujuria física», que, según ella, es tan natural en las mujeres como en los hombres. Habla sin tapujos de los orgasmos femeninos como «espasmos sexuales» y afirma que las mujeres anhelan «el contacto amoroso» incluso más que el coito. Marie Stopes, por su parte, en su ensayo *Amor conyugal* de 1918, escribe unas palabras que me parecen extrañamente conmovedoras: «Tan extendida está en los países anglosajones la opinión de que sólo las mujeres depravadas tienen tales sentimientos... que la mayoría de las mujeres preferirían morir antes que reconocer que a veces sienten deseos físicos que no saben describir, pero que son tan fuertes como el deseo de comer.»

Los primeros años del siglo xx también fueron una época de mensajes contradictorios. Freud quizá contribuyó a difundir la idea poco constructiva de que el orgasmo clitoriano era un trastorno que se daba en mujeres infantiles y neuróticas que se habían estancado en su desarrollo y no habían logrado alcanzar el estado más maduro y deseado de plenitud sexual centrada en los genitales. Pero muchos otros expresaron una visión de la sexualidad femenina más emancipada. El compendio holandés *Ideal Marriage* de 1926, que tuvo cuarenta y tres ediciones en inglés, defiende los juegos preliminares prolongados y el *cunnilingus*. La ginecóloga británica Helena Wright, en su obra *El factor sexual en el matrimonio* de 1930, exhorta a las mujeres a liberarse para disfrutar del placer y advierte claramente que «una esposa que permite que en los recovecos de su mente se escondan ideas indignas acerca del sexo se convierte en su peor enemiga. Sólo cuando su mente y su alma estén en plena sintonía con su cuerpo podrá éste proporcionarle el máximo placer y permitirle experimentar el éxtasis físico». En una publicación posterior, en 1947, se esfuerza por indicar con exactitud a qué patrón de «frotamiento rítmico» responde mejor el clítoris, y concluye que el placer que se experimenta con la técnica adecuada es tan espectacular que «no puede describirse con palabras».

Hace siglos ya se disponía de información anatómica de calidad. Décadas antes de que yo naciera, los consejos desinhibidos sobre la satisfacción sexual femenina eran de dominio público. Entonces, ¿dónde estaban estos sabios maestros en mi adolescencia? ¿Y cómo conseguir que esta información crucial vuelva a llegar al gran público?

La defensora moderna del clítoris es una uróloga australiana llamada Helen O'Connell. Sin ocultar el hecho de que los conocimientos sobre el clítoris aportados por De Graaf y Kobelt han desaparecido de las fuentes modernas por «una supresión deliberada, no por una simple omisión para abreviar», O'Connell ha escrito lo que posiblemente sea el mejor y más minucioso estudio anatómico del clítoris que jamás se ha publicado, proporcionando por fin a los cirujanos interesados en proteger la función nerviosa de sus pacientes urológicos, tanto femeninos como masculinos, una hoja de ruta en la que pueden confiar. Sin duda, alguien debería erigirle una gran estatua de oro. Pero, desde luego, no es la única.

Activistas como V —antes conocida como Eve Ensler— continúan haciendo campaña por los derechos de las mujeres y las niñas en todo el mundo. Channel 4 ha emitido el maravilloso documental de televisión de Jenny Ash, *100 Vaginas*. La artista Laura Kingsley se dedica a dibujar clítoris en las aceras y Jamie McCartney ha construido un muro escultórico de múltiples vulvas. En el ámbito de la educación también hay señales de cambio. La ginecóloga canadiense Jen Gunter ha publicado su excelente libro *La biblia de la vagina*. Hoy día se está utilizando el clítoris impreso en 3D de Odile Fillod para enseñar a los escolares franceses, y en las escuelas del Reino Unido por fin se ha ampliado el plan de estudios de educación sexual.

Quiero unirme a este movimiento. Incluso a estas alturas de mi vida adulta, sé que haber aprendido la verdad acerca de mi propia anatomía sexual hace que me sienta claramente distinta. Ahora que soy consciente de que mis órganos reproductivos han surgido de la misma embriología que los de los hombres y que sus genitales son en realidad muy similares a los nuestros, ahora que veo que el clítoris no es sólo un punto en el mapa del cuerpo femenino sino nuestra versión del pene, con fibras que se extienden a través del perineo, me siento un poco más segura. Con la confianza que da tener un miembro masculino, por decirlo así.

No sé si me convence el consejo que se les daba a las niñas de sentarse en el suelo frente a un espejo para aprender sobre su propia anatomía. Las jóvenes de hoy ya parecen demasiado obsesionadas con el aspecto de su vulva. No, yo soy más partidaria de lanzar un manifiesto que valore el sentimiento sobre la apariencia. Me gustaría que a la próxima generación de mujeres jóvenes se les enseñara no sólo las vicisitudes de la reproducción, sino también su propio derecho al deseo y la satisfacción sexuales. Dejemos de machacar a nuestras hijas con la triste consigna de que deben decir no y enseñémosles, en cambio, qué es la excitación y el deseo, para que sepan cuándo decir sí. Creo que deberíamos promover el placer, porque ¿acaso hay un camino más claro para averiguar quiénes somos? ¿Hay mejor manera de soñar y convertirnos en lo que queremos ser?

Sus padres ya han muerto, así que no hay que tener en cuenta los sentimientos de nadie. Ella ya está dormida mientras la atractiva cirujana se lava y una enfermera prepara dos mesas junto a la camilla. En una hay una bandeja llena de instrumentos quirúrgicos. Sobre la superficie de la otra, cubierta con una sábana azul, reposan unos retractores de ángulo recto. Un asistente del anestesista destapa a la paciente y la coloca sobre la mesa de operaciones, con las caderas al borde de la sección desmontable, que a continuación retira. Le pone los pies en unos estribos y me fijo en que tiene el escroto depilado debido a la electrólisis preoperatoria.

Nos reunimos en círculo para revisar la lista. El quirófano es amplio y luminoso, con ventanas que dan a los dientes grises del perfil urbano recortado contra el cielo y a una franja verde azulado del parque de debajo. Con los delgados brazos cruzados sobre el pecho, la doctora R. indica el nombre, la edad y el número de historia clínica de la paciente. No es alérgica a nada, no tiene implantes metálicos, todos los instrumentos son los correctos. ¿Alguna duda? Una enfermera escribe en la pizarra blanca el nombre de la operación: «Vaginoplastia con injerto penoscrotal.»

Con la bata y la mascarilla puestas, y la linterna frontal encendida, la doctora R. se acerca, le pone un paño sobre cada pierna y pega uno sobre el ano en sentido horizontal, y se sienta en un taburete. Coge un aplicador lleno de una solución antiséptica de Chlora-Prep, como esas esponjas para fregar que llevan el detergente dentro de un mango, y pinta el perineo de un naranja intenso. Acto seguido, sujeta una nueva gasa estéril sobre la pierna, pide que enciendan el bisturí eléctrico y, tras un momento de silencio, empieza.

Con dos pequeñas pinzas metálicas, sujeta el escroto a cada lado y cede el turno a su ayudante para que lo levante y lo mantenga bien abierto, como si colgara una sábana en un tendedero. Pide una regla metálica y un bolígrafo y, dejando un buen margen desde el ano, comienza a marcar dieciocho centímetros en línea recta a lo largo del rafe del perineo y del escroto. Convierte la línea que ha trazado en una T, dibujando una línea horizontal de siete centímetros en la parte superior que la cruza. Une los extremos de la línea horizontal con la parte inferior de la vertical, creando un contorno en forma de cometa que se conoce como mango de raqueta posterior.

Con una hoja de bisturí número 10, la doctora R. crea un colgajo de piel que se utilizará en las últimas etapas de la operación. Tras incidir a lo largo de las líneas del corte marcado, deja a un lado el bisturí y toma con una mano las pinzas Gillies y con la otra las tijeras McIndoe, que utiliza para separar con destreza la piel del tejido subyacente. Con los pulgares, localiza los testículos dentro del escroto expuesto y los empuja hacia arriba, como si fueran regalos en el fondo de un calcetín de Navidad. Los agarra firmemente con una pinza y deja que sea su asistente quien los sujete. Los testículos me hacen pensar en dos pulgares vueltos de forma alentadora hacia arriba. De los vasos perforados brotan pequeñas hemorragias que tiñen de sangre la grasa amarilla, y la doctora las cauteriza con el bisturí eléctrico.

En medio del campo quirúrgico, el carnoso músculo bulboesponjoso aparece claramente ahora, muy liso. Ella diseca en sentido descendente, buscando la uretra y el músculo isquiocavernoso. Las arterias escrotales posteriores, que deben conservarse para crear la nueva vagina, discurren hacia la línea media con respecto al isquiocavernoso, que se encuentra a ambos lados. Mientras continúe disecando por una vía lateral, los vasos estarán protegidos. Suspira con satisfacción al localizarlos.

Esta vez hurga más hondo con la hoja, lo que exige un esfuerzo mayor. Es como si esculpiera el contorno del pene, y me sorprende lo profundamente que este órgano se adentra en el cuerpo humano, mucho más largo de lo que parece por fuera. Por fin llega al tendón central del perineo y a la cápsula prostática, que brilla blanca en medio de tanto rojo. La atmósfera ha cambiado en la sala. Es una fase crucial de la operación, el momento de empezar a crear la cavidad vaginal.

La doctora R. introduce una sonda uretral, que parece una aguja de tejer doblada, y la utiliza para levantar el pene, lo que permite ver claramente la próstata como un abalorio en un cordel. Estudia dónde realizar el túnel, manteniendo la glándula delante y el recto detrás, y, tras insertar un retractor Langenbeck para mantener bien visible la cápsula prostática, avanza concentrada en la oscuridad, succionando cada pocos segundos para eliminar la sangre que se acumula en su estrecho campo quirúrgico. Por último, se pone el guante limpio que le pasa la enfermera, introduce el dedo en el recto y presiona hacia delante para comprobar con la vista y el tacto el túnel que acaba de crear: la próstata arriba y la fascia de Denonvilliers abajo; sí, todo está en su sitio. Y para asegurarse de no perder el punto de referencia introduce una gasa empapada en ácido tranexámico en este espacio, que pronto se convertirá en la vagina.

La atmósfera en el quirófano se relaja brevemente durante la tarea más sencilla de la orquidectomía. La fascia del dartos se desprende como una manga bajo una disección precisa y la doctora R. deja al descubierto la pulpa carnosa de cada testículo. A continuación, liga la base de ambos cordones espermáticos con una sutura gruesa de Vicryl, y pinza y secciona los testículos, dejando el escroto desinflado. Pero la siguiente fase es impactante. La doctora R. inicia el proceso de despegamiento del pene, lo que significa separar con los dedos y unas tijeras toda la sustancia interna elástica de la piel tubular que lo recubre. Una vez que el interior del pene se ha desprendido por completo del exterior, ella vuelve a introducir el pene interno en su antiguo espacio para facilitar el siguiente paso.

Éste consiste en cortar la cantidad exacta de tejido del glande para diseñar un clítoris perfecto. Avanza con cuidado. Levanta con una pinza el glande del pene, que todavía está unido a la columna del bulboesponjoso. El neoclítoris ya está marcado en él. Es como una parodia quirúrgica de una erección. La uretra atraviesa el centro de esta columna del pene, y, desde la punta del glande, ella va separándola con el bisturí hasta que adquiere el aspecto de una vid delgada, momento en el que secciona los dos tercios superiores. La corta longitud de la uretra que queda bastará para formar el nuevo aparato femenino.

Es el momento de eliminar todo el pene sobrante, algo asombroso de presenciar dada la importancia que solemos dar a esta parte del cuerpo humano. La doctora R. diseca el glande aún valioso, preservando todos sus nervios y vasos sanguíneos, antes de apresurarse a ligar los cuerpos cavernosos, la parte voluminosa y reconocible del pene, cortarlos y dejarlos caer en la palangana que sostiene la enfermera. La próstata se queda donde está; es demasiado complicado extirparla.

Es hora de colocar las piezas del rompecabezas, una hazaña que no sería posible si los genitales masculinos y femeninos no fueran tan similares en lo fundamental. Con una sutura del grosor de un cabello, la doctora R. cose la piel del glande formando un pequeño cono que ya empieza a parecerse a un clítoris, luego fija el extremo de la uretra en su nueva posición, contra la base del clítoris, antes de dar forma a la neovagina. La piel escrotal restante y la vaina tubular del pene se dividen ahora a lo largo del rafe antes de ser suturadas al colgajo de piel que se ha cortado en las primeras fases de la cirugía, casi cuatro horas antes. La abertura de la nueva vagina se crea a partir de lo que originalmente era la piel dorsal del pene, y los dos bordes libres se convierten en los labios menores. Con mucho cuidado, sutura el borde interior de los nuevos labios menores a la placa uretral, lo que da a la vagina que asoma un auténtico borde mucoso de color rosa que incluso puede producir algo de secreción. Acto seguido, crea un prepucio clitoriano suturando la piel de la parte superior de los labios menores sobre lo que antes era el glande del pene y que ahora es el glande del clítoris.

Sólo queda terminar la vagina. Tras retirar la gasa de la cavidad, la doctora R. coloca una sutura profunda en el extremo más alejado del fondo vaginal y la fija a dos puntos del colgajo de piel, que queda listo y a la espera, como la vela desplegada de un barco aún en tierra. Se colocan las últimas suturas en el colgajo de piel, completando la vagina tubular, y, con ayuda de un retractor Langenbeck, se introduce suavemente este revestimiento de la neovagina en su nueva posición. Las dos suturas de retención se atan, manteniéndolo en su lugar. Sólo queda que la doctora R. recorte la piel del escroto y utilice la sobrante para dar forma a los labios mayores, el marco final de los genitales que acaba de crear.

Se colocan dos drenajes para recoger la sangre que se acumule y se introduce una compresa en la neovagina, que se mantendrá allí durante cuarenta y ocho horas. La enfermera coloca tres enormes tiras de cinta quirúrgica alrededor del abdomen de la paciente, desde el vientre hasta la parte baja de la espalda, pasando por la ingle. Al no tener testículos, ya no deberá tomar bloqueadores de testosterona, aunque siempre necesitará estrógeno suplementario. Una vez retirada la compresa, tendrá que dilatar la vagina, en un principio tres veces al día y luego dos, el resto de su vida. En las citas de seguimiento, le harán preguntas clave para evaluar el éxito de la cirugía. ¿Puedes orinar?, ¿tienes sensibilidad en el clítoris?, ¿puedes tener relaciones sexuales con penetración si lo deseas?, ¿eres feliz?

La operación ha durado toda la mañana. El sol está alto e inunda la habitación de luz. La cirujana se levanta del taburete y se quita la mascarilla. Me mira por primera vez en horas y, aunque no digo nada, sabe que estoy impresionada. Ella tampoco dice nada, pero puedo ver que está satisfecha. Y tiene motivos para estarlo. Ha ayudado a una mujer a ser quien es.

De: GWeston@hotmail.com
Para: ACHDnurse@rbh.nhs.com
Asunto: paciente/médico con nuevos síntomas
Fecha: domingo, 31 de octubre de 2023

Estimado equipo de cardiopatías congénitas en adultos:

Soy paciente desde hace mucho tiempo del Prof. A., ya que me diagnosticaron prolapso de la válvula mitral cuando era estudiante de Medicina, hace más de veinte años. Desde entonces, me he hecho revisiones rutinarias y mi afección cardíaca no ha empeorado.

Durante la última semana, he tenido palpitaciones recurrentes y prolongadas como nunca. Estoy pensando en llamar por teléfono mañana a primera hora para pedirles consejo. Por favor, avísenme si debo tomar medidas más urgentes.

Atentamente,
(Dra.) Gabriel Weston (F87148)

Enviado desde mi iPhone

El intestino

Abdomen agudo: aparición repentina de dolor abdominal intenso. Llegas como cirujano de guardia y encuentras a tu paciente agarrándose el abdomen o demasiado enfermo para moverse, con el vientre rígido como una tabla. En primer lugar, evalúa si hay signos de que su vida corre peligro. ¿Shock? Tienes delante a una persona pálida, sudorosa, con la presión arterial baja y un ritmo cardíaco acelerado. ¿Peritonitis? Lo sabrás de inmediato porque no puede moverse a causa del dolor. ¿Intestino gangrenoso? El dolor no concuerda con los signos clínicos leves. ¿Rotura ectópica? La única forma de descartarlo es realizar una prueba de embarazo si se trata de una mujer en edad fértil. Con pacientes como éste no hay tiempo que perder. Adminístrale sueros y oxígeno, pero no pierdas ni un minuto más y llama al quirófano. Sea lo que sea lo que haya dentro (herida de bala o puñalada, aneurisma aórtico abdominal, víscera perforada, intestino gangrenoso, embarazo ectópico roto), sólo un cirujano podrá solucionarlo.

Para todos los demás, respira hondo, pero no te detengas. Administra analgésicos mientras haces preguntas. Introduce una sonda nasogástrica para descomprimir el estómago si el paciente vomita, pero también palpa. Pide analíticas para descartar enfermedades obvias como diabetes y pancreatitis, pero ten en cuenta que los resultados no harán el trabajo por ti. A continuación, resuelve el enigma clave: ¿de dónde viene el dolor abdominal?

La naturaleza de los síntomas nos da pistas. El dolor cólico va y viene, lo que implica una obstrucción que intenta liberarse, como una oclusión intestinal o un cálculo biliar atascado en el estrecho cuello de la vesícula biliar. Un malestar sordo acompañado de náuseas suele indicar una víscera inflamada. El dolor en la parte inferior del abdomen, si es repentino como un interruptor que se enciende, podría ser torsión ovárica o testicular. Un joven que se retuerce tiene cálculos renales hasta que se demuestre lo contrario.

Los esquemas mentales también ayudan a acotar la búsqueda. La embriología establece que el intestino anterior primitivo se extiende del esófago a la primera parte del duodeno; cualquier patología en este tramo producirá molestias en el epigastrio, en la parte superior del abdomen. El intestino medio se extiende desde el duodeno hasta los dos primeros tercios del colon transverso y provoca dolor cerca del ombligo. El intestino posterior va del colon transverso al canal anal superior y genera dolor por encima del hueso púbico. También es útil visualizar el abdomen en cuadrantes, pues eso nos recuerda los problemas cardinales que surgen en cada uno: dolor de vesícula y páncreas en el superior derecho y apendicitis en el inferior derecho, por ejemplo.

No pierdas de vista el objetivo, pero tampoco dejes que te obceque. A veces los problemas abdominales se manifiestan con dolor en otras partes: por ejemplo, las patologías del páncreas y el bazo pueden irradiarse al hombro izquierdo, o la inflamación de la vesícula biliar a la escápula derecha. Del mismo modo, problemas urgentes en otras partes del cuerpo (ataque cardíaco, crisis diabética o falciforme, coágulos sanguíneos o infecciones en los pulmones) pueden revelarse con dolor abdominal. ¿Sigues desconcertado? Es hora de hacer de tripas corazón y, con una hoja de bisturí del número 10, abrir al paciente desde el xifoides hasta el pubis, para desvelar el desastre oculto.

Resulta tentador pensar que en la sala de urgencias todo es drama. La verdad es que, en ese entorno, los médicos debemos operar a dos velocidades a la vez, atentos a los vertiginosos cambios del estado del paciente, pero con la sólida base de conocimientos que debe guiar todas nuestras decisiones. He aquí algunos datos esenciales sobre el intestino.

El intestino se extiende serpenteante durante nueve metros desde la boca hasta el ano y se divide en secciones funcionales. La primera de ellas es el esófago. De veinticinco centímetros de largo y dos de ancho, este tubo fibromuscular impulsa lo que comemos hacia el estómago. El acto de tragar requiere veinte pares de músculos diferentes y lo realizamos más de dos mil veces al día, casi siempre sin pensar.

El estómago es un depósito temporal donde almacenar y descomponer la comida. Cuando está vacío, se contrae formando pliegues profundos llamados rugosidades, que se alisan a medida que se llena. Tan pronto como llega del esófago un bolo alimenticio, el estómago empieza a agitarse con un vigoroso movimiento ascendente y descendente muy distinto de las ondas peristálticas coordinadas que se desplazan en línea recta de la parte superior del intestino a la inferior. En el transcurso de dos horas, los grandes bocados se desmenuzan y se convierten en una sustancia semilíquida llamada quimo, que pasa a través del esfínter pilórico.

Con una longitud de seis metros desde el píloro del estómago hasta la válvula ileocecal, el intestino delgado es la meca de la digestión y la absorción. Subdividido en tres secciones más —el duodeno, el yeyuno y el íleon—, toda su superficie interna es mullida como una alfombra de pelo largo, con pequeñas proyecciones llamadas vellosidades que amplían la superficie disponible a través de la cual las moléculas de nutrientes pueden pasar al torrente sanguíneo.

La parte final del aparato digestivo es el intestino grueso: un arco de un grosor llamativo que empieza en la válvula ileocecal y acaba metro y medio más adelante en el recto. Dispuesto como un pórtico dentro del cual el intestino delgado se revuelve sin control, su función principal es extraer agua y formar heces sólidas.

Cualquier novato que pretenda realizar en solitario su primera apendicectomía debe saber distinguir el intestino delgado del grueso, ya que el apéndice se encuentra en la intersección de ambos. Realiza una incisión de Pfannenstiel en la fosa ilíaca derecha. Acto seguido, separa las capas musculares en la conjunción y practica un orificio en el peritoneo, e introduce un dedo para sacar un poco de intestino. No basta con confiar en que el diámetro del intestino grueso sea mayor. La clave está en las tenias cólicas, tres bandas de músculo liso longitudinal que recorren la superficie externa del colon. Si vas pasando las asas del intestino delgado entre los dedos hasta el ciego, lo reconocerás porque de él cuelga el apéndice.

Los cirujanos a veces actuamos como si fuéramos dueños de la anatomía. Y quizá no sea de extrañar. Desde que nuestros antepasados echaron un primer vistazo a través de las heridas abiertas de los gladiadores, la mayor parte de la nomenclatura anatómica es fruto de generaciones que, con meticulosidad, han ido incorporando y modificando los hallazgos quirúrgicos de sus predecesores. Pero hay una salvedad. Si se cede a los cirujanos el derecho a describir el cuerpo humano, lo que se obtendrá es una visión quirúrgica, y ésta no siempre concuerda con la verdad. Llevamos a nuestros pacientes al quirófano y nos quedamos allí de pie haciendo declaraciones sobre el paisaje visceral que sólo nosotros tenemos el privilegio de ver, sin detenernos a pensar en lo que podría escapar a nuestra vista. Nos centramos en aquellas partes que, para nosotros, desempeñan un papel heroico, sin apenas reconocer que podrían estar dándose otros problemas urgentes fuera de nuestro marco de referencia. Por eso, cuando en nuestras salas de hospital una misteriosa enfermedad intestinal empieza a causar estragos que no sabemos cómo tratar, es difícil saber qué nos impacta más, nuestra impotencia o que nuestras arraigadas hipótesis sobre la función y el funcionamiento de este órgano estén a punto de cambiar para siempre.

La *Clostridioides difficile* es la principal causa de diarrea hospitalaria en todo el mundo. Los pacientes afortunados logran librarse de ella con sólo unos días de diarrea, náuseas, calambres abdominales y fiebre, pero la infección por este microorganismo, en casos extremos, se manifiesta en una inflamación generalizada llamada colitis pseudomembranosa, que puede provocar perforación intestinal, sepsis y la misma muerte. Considerada como la amenaza más grave por los Centros para el Control y la Prevención de Enfermedades, la *C. diff.* es un problema enorme, que sólo en Estados Unidos infecta a medio millón de personas y mata a treinta mil cada año. Y si bien antes se limitaba a personas mayores y frágiles hospitalizadas, ahora está apareciendo en la comunidad entre niños, mujeres embarazadas y otros adultos sanos.

Por inapropiado que parezca, no puedo evitar admirar el ingenio de un microorganismo capaz de causar tantos estragos. Muy extendida en el suelo, el agua y el tracto intestinal, la *C. diff.* se presenta bajo dos aspectos diferentes: como una espora para la transmisión y como una forma vegetativa para la destrucción. Las esporas son la forma celular más resistente del planeta y pueden sobrevivir en estado latente durante décadas. Ésta en particular tiene la estructura de una gominola compuesta, con su arsenal encerrado en hasta siete capas protectoras concéntricas que la hacen resistente al oxígeno, a las temperaturas extremas, al alcohol, a los desinfectantes y a la radiación. La capa exterior tiene incluso pequeñas protuberancias que la ayudan a adherirse a la ropa de cama de los hospitales.

Una vez ingerida, la espora que se halla en estado latente pasa al intestino delgado sin inmutarse ante la agresión ácida del estómago. En un intestino sano no ocurre nada. Pero si se altera su entorno químico habitual, la espora es capaz de germinar. Al volver a su estado vegetativo, la *C. diff.* se configura en una célula madre y una preespora. La preespora es la cría y, cuando alcanza lo que poéticamente se conoce como la fase luminosa, se divide para formar un nuevo microorganismo latente. La bacteria vegetativa que queda se libera ahora y secreta toxinas potentes que penetran en las células diana del intestino grueso, convirtiendo nuestros intestinos en pulpa.

Cuando estudiaba Medicina, tanto a mis compañeros como a mí nos divertía caracterizar a las bacterias como villanos, así podíamos deleitarnos luego al aniquilarlas con antibióticos. La *C. diff.* encaja perfectamente en este perfil, tanto por su marcada patogenicidad como por su sensibilidad a la vancomicina, el poderoso agente antimicrobiano. Sin embargo, este microbio se ha convertido en los últimos tiempos en un virtuoso de la adaptación. Los brotes que se produjeron en Europa y el norte de Asia en la primera década de 2000 fueron el resultado de una nueva cepa sumamente virulenta que produce una toxina binaria. En 2005, se aislaron en Europa 316 formas diferentes de la bacteria, 82 de ellas resistentes a los medicamentos. El ribotipo 078, que antes sólo se encontraba en cerdos y animales domésticos, es ahora la principal causa de infecciones humanas en los Países Bajos y se ha extendido al Reino Unido. Al disminuir nuestra capacidad farmacológica para combatir enfermedades, nos hemos visto ante una paradoja: mientras algunas personas sufren síntomas debilitantes o incluso mueren a causa de la infección por esta bacteria, una de cada diez personas puede hospedarla en su intestino sin ningún efecto adverso. Centrar nuestra atención en este microbio invasor nos ha distraído de ver que lo que realmente determina la evolución clínica de un paciente es su microbiota intestinal de base. El entorno químico preciso que hace vulnerables a algunos pacientes es casi siempre el resultado de haber tratado con antibióticos otra infección. Sí, es una locura. El tratamiento estándar para la *C. diff.* es precisamente la misma clase de medicamentos que causa la enfermedad.

Ahora bien, es cierto que parte de estos conocimientos es nuevo. Frente a la antigua técnica de laboratorio de aislamiento y cultivo —tan difícil de aplicar en el caso de las bacterias intestinales, ya que pocas sobreviven el tiempo suficiente fuera de su entorno anaeróbico como para poder estudiarlas así—, la potente informática moderna ha revelado un universo oculto de cientos de billones de virus, hongos, levaduras y bacterias que habitan en nuestro cuerpo, de los cuales el 99 % lo hacen en el intestino. Las investigaciones también nos han mostrado cómo se comportan. Las bacterias extraen nutrientes valiosos, en especial en épocas de escasez de alimentos. Descomponen la fibra en ácidos grasos de cadena corta que regulan el metabolismo del azúcar y el apetito. Producen vitaminas mediante un proceso de fermentación. Pero su papel va mucho más allá de la digestión y la absorción, que es el cometido tradicional del intestino. Las bacterias intestinales en realidad nos mantienen sanos. En el caso de la *C. diff.*, el simple hecho de tener un intestino con una gran diversidad de especies mantiene el microbio en equilibrio con sus vecinos y evita que se adueñe del entorno y cause enfermedades.

Cabría pensar que estos titulares sobre la importancia de la diversidad intestinal son una primicia. ¿Cómo explicar si no que los antibióticos sigan siendo el primer tratamiento al que se recurre para tratar la *C. diff.* en los hospitales de todo el país? Pero no es así. Ya en 1886, el pediatra austríaco Theodor Escherich describió la rica variedad de bacterias intestinales en los bebés, incluyendo su papel en la descomposición de los alimentos. Justo antes del cambio de siglo, Henry Tissier trató con éxito a un grupo de niños que padecían enfermedades gastrointestinales con una mezcla de bacterias extraídas de bebés lactantes sanos. Durante la Primera Guerra Mundial, el microbiólogo Alfred Nissle desarrolló y patentó unas cápsulas de gelatina que contenían una cepa particular de la *C. diff.* para tratar la disentería en los soldados.

No es como si hubiésemos vivido en la inopia sobre la *C. diff.* Aislada por primera vez en 1893 por un cirujano estadounidense llamado John Finney, unas décadas después Ivan Hall y Elizabeth O'Toole la declararon una parte completamente normal de la flora intestinal infantil. A mediados de la década de 1970, John Bartlett publicó un estudio que demostraba que los antibióticos podían provocar la *C. diff.* en hámsteres y, a finales de la década, otros dos artículos habían demostrado que entre los antibióticos y la colitis pseudomembranosa asociada a la *C. diff.* en humanos existía una relación causal.

«Nosocomial» es el término para referirse a una enfermedad que contrae un paciente durante un ingreso hospitalario, mientras que «iatrogénico» describe una enfermedad causada involuntariamente por la intervención de un médico. Damos por sentado que estas dos circunstancias son inevitables. ¿Por qué entonces siguen muriendo miles de nuestros pacientes cada año por una enfermedad de la que somos responsables, pero que, pese a todas las pruebas disponibles, no tratamos de forma adecuada? Al parecer no soy la única que está desconcertada.

Providence, en Rhode Island. Estoy en un quirófano recién preparado y soleado, con una bata rosa como las que llevan los ginecólogos de *Anatomía de Grey*, esperando a reunirme con la doctora K., una de las pioneras modernas de un tratamiento muy diferente para la *C. diff.* Una hoja informativa plastificada, impresa en colores primarios y pegada a la pared, me explica lo básico. El trasplante de microbiota fecal (TMF) está indicado para aquellos pacientes cuyas infecciones por *C. diff.* son recurrentes o no responden al tratamiento estándar. El procedimiento consiste en transferir bacterias de las heces de un donante sano al intestino de un receptor enfermo con el objetivo de devolverle su diversidad bacteriana.

Se abren las puertas dobles y entra la doctora K., sonriente, con el pelo brillante y peinado al estilo americano. Va charlando con una mujer mayor a quien un par de enfermeras trasladan en una cama con ruedas.

Una vez que colocan la cama en su lugar, nos presentamos, y mientras ella comprueba el equipo, me cuenta cómo empezó.

Hace unos años, una joven acudió a su consulta con un historial muy común: llevaba meses sufriendo diarrea después de tomar antibióticos para tratar otra infección. Pero no era una paciente cualquiera. Armada con una pila de pruebas obtenidas de internet y acompañada de su novio, que se prestaba encantado a ser su donante, fue directa al grano. Quería que le hicieran un trasplante de heces. La doctora K., de entrada, se quedó desconcertada, pues no estaba acostumbrada a que los pacientes le dijeran lo que tenía que hacer, pero tuvo la inusual deferencia clínica de mantener la mente abierta y prometió leer la información que había recopilado la paciente.

En resumen, esto es lo que averiguó. En el siglo IV, un taoísta chino llamado Ge Hong administraba suspensiones fecales por vía oral a pacientes con diarrea por intoxicación alimentaria. Los antiguos beduinos acostumbraban a comer heces de camello para combatir la disentería, un hábito que recuperaron los soldados alemanes en África durante la Segunda Guerra Mundial. En 1958, un cirujano llamado Ben Eiseman publicó un informe sobre el tratamiento exitoso de la colitis pseudomembranosa con heces. Y un gastroenterólogo llamado Thomas Borody estaba utilizando heces de donantes sanos para tratar casos refractarios de *C. diff.* en Australia, con excelentes resultados.

La doctora K. quedó impresionada. A pesar del cinismo de la mayoría de sus colegas, siguió adelante y en 2008 realizó su primer trasplante fecal. Y cuando los síntomas de la joven desaparecieron por completo tras un solo tratamiento, decidió crear un servicio de trasplante de microbiota fecal para poner la terapia a disposición de otras personas y poder así recopilar datos sobre sus resultados. En 2013 se vio respaldada por un ensayo aleatorizado controlado pionero, publicado por la revista *New England Journal of Medicine*, que demostraba que el TMF era mucho más eficaz que los antibióticos para tratar la *C. diff.*, hasta el punto de que los investigadores tuvieron que detener el estudio antes de tiempo, ya que consideraron poco ético privar al grupo de control del nuevo tratamiento. Múltiples estudios posteriores han demostrado que el TMF tiene una eficacia superior al 90 %, lo que lo convierte en uno de los tratamientos más exitosos de la historia de la medicina.

Además, es un procedimiento muy ágil. La doctora K. introduce el estrecho endoscopio en la paciente, que está acurrucada de lado, y en la pantalla que tenemos delante aparece la mucosa colónica de color rosa. Una enfermera vestida de amarillo limón tiene en las manos un gran vaso de plástico con cinco jeringas de 60 mililitros, como tallos en un jarrón, llenas de heces de donantes que han sido coladas y diluidas en solución salina. Mientras vacía el insólito elixir en el colon sigmoide de su paciente, me cuenta cómo sus colegas escépticos, que antes se reían de ella, ahora hacen cola para recibir formación. Todo el procedimiento dura menos de diez minutos y, cuando a la mañana siguiente acompaño a la doctora K. a ver a la paciente para comprobar cómo ha respondido, encontramos a la mujer, antes frágil, eufórica. Tras un único tratamiento, su diarrea crónica se ha interrumpido.

Más tarde ese mismo día, me subo a un tren con destino a Boston para visitar Openbiome, el banco de heces sin ánimo de lucro del que la doctora K. obtiene todas sus muestras, y que fue creado en 2012 por un par de estudiantes de posgrado del MIT, después de que uno de sus amigos se recuperara de una infección crónica por *C. diff.* gracias a un trasplante fecal casero. Hay mucho de lo que asombrarse: la energía del director general que me recibe, con el mentón liso de un colegial; los frigoríficos gigantes, en los que hay miles de frascos cuadrados de vidrio esmerilado con heces de donantes dispuestos en ordenadas hileras, o el ritmo vertiginoso en que ha crecido esta *start-up*, que empezó ocupando poco más que un pequeño rincón de un laboratorio del MIT y se ha convertido desde entonces en una operación a gran escala que entrega 70.000 muestras preseleccionadas y listas para usar a un millar de destinos clínicos. Pero quizá lo que más me llama la atención es el carácter curiosamente anecdótico de los orígenes de Openbiome que también observé en la historia de la doctora K.

La medicina puede ser una profesión conformista. El olor a establo del trasplante fecal y el miedo al ridículo han frenado los avances durante generaciones. Al final ha hecho falta que un grupo de pacientes velara por sus propios intereses y convenciera a unos pocos médicos y empresarios valientes para que se arriesgaran con ellos. Dispuestos a ver potencial donde otros eran demasiado remilgados para mirar, este grupo tenaz se ha armado ahora con pruebas y está presionando para que un tratamiento médico extraordinario sea de uso generalizado.

Como médico residente, a menudo acababa embadurnada de los vómitos y las heces de mis pacientes. Pero no me importaba. El truco estaba en ver el lado positivo desde el punto de vista clínico. Un adolescente que vomitaba paracetamol se libraba de un trasplante de hígado. El color y el olor de las heces de un anciano podían indicar sangre oculta y salvarle la vida. Lo que había dentro de los intestinos normales no tenía tanto interés. Me habían enseñado que el único propósito del tubo digestivo era extraer los nutrientes de los alimentos. Cuanto más avanzabas, menos interesante se volvía su contenido y, al llegar al colon, sólo quedaban restos fibrosos y un montón de bichos, una mezcla hedionda que únicamente servía para ser evacuada.

Todo eso ha cambiado. Más allá de la urgencia inmediata de la *C. diff.* y de la diarrea hospitalaria, cada día aprendemos más sobre la importancia de estas formas de vida antes pasadas por alto, la razón por la que es esencial tener una flora intestinal diversa y las numerosas consecuencias patológicas que pueden surgir cuando se rompe ese equilibrio.

Resulta que los microbios no sólo interactúan a nivel local. Una de las mayores revelaciones de la ciencia intestinal reciente ha sido que este órgano no es, a fin de cuentas, un simple tubo, sino el órgano sensorial más grande que tenemos, la interfaz más receptiva que existe entre una persona y el mundo exterior. Con más células inmunitarias que todo el resto del cuerpo junto y una superficie interna cien veces mayor que la piel, sostiene el intestino un complejo entramado que hoy conocemos como el eje intestino-cerebro, compuesto por hasta 600 millones de neuronas. Este plexo de nervios no se limita a hacer avanzar los alimentos. Es como una delicada centralita que recibe información sin tregua sobre lo que hemos comido, la composición química de nuestra sangre, nuestro estado inmunológico y nuestra microbiología, datos que se transmiten directamente al cerebro a través de un gran nervio llamado vago.

En 2004, un estudio pionero del gastroenterólogo japonés Gota Sudo demostró que la respuesta al estrés de los ratones criados sin flora intestinal es anormal, y que parte de ella puede corregirse colonizando sus intestinos con bacterias normales. Desde entonces, innumerables experimentos han demostrado que el cerebro, el intestino y sus bacterias coexisten en un circuito íntimo de tres vías. Los cambios en cualquiera de estos tres puntos afectan a los demás. Así, las alteraciones en las bacterias intestinales repercuten en aspectos de la función intestinal como la secreción, la duración de la digestión y la permeabilidad de la pared intestinal, pero también pueden influir en nuestro estado mental. Cómo nos sentimos puede determinar, a su vez, el comportamiento del intestino y la composición de su microbiota. Nueve de cada diez investigaciones sobre el intestino publicadas han visto la luz en los últimos veinte años, y están revolucionando nuestra forma de pensar, no sólo sobre la fisiología normal, sino también sobre enfermedades como la ansiedad y la depresión, la esquizofrenia, el autismo, la esclerosis múltiple y el síndrome del intestino irritable.

Hay que tener precaución al extrapolar resultados de modelos animales. En lo que respecta al eje intestino-cerebro, es evidente que aún queda un largo camino por recorrer antes de que podamos dar con confianza el salto de la correlación a la causalidad. Por mi parte, no necesito que me convenzan más.

Al empezar la universidad, me mudo a un piso con otros tres estudiantes. El dueño es un escocés que no cree en la calefacción central. Según él, hay otras formas de entrar en calor, como comer carne para elevar la temperatura corporal o dejarse crecer la barba. A veces va a la carnicería local y vuelve con pieles de conejo que deja en remojo en la bañera antes de coserlas para confeccionarse chaquetas y botas peludas, y se las pone con su *kilt* para moverse por el piso. El segundo compañero de piso, que estudia Literatura Inglesa como yo, es ordenado, tiene una bicicleta de carreras y lee el periódico.

El tercero es un ex alumno de Eton desgarbado que se pasa el día en la cama, fumando y escuchando reggae.

¿Quién dice que la vida estudiantil tiene que ser frenética? Mi habitación en este piso de la última planta es enorme y tiene una vista panorámica del cielo de Edimburgo, con sus amplios tonos rosas y morados, y los tejados como cajas de cerillas muy por debajo. Cada mañana me despierta mi Swan Teasmade, con el clic al encenderse y el gorgoteo del agua al pasar del depósito a la tetera. Pedaleo con fuerza para salir de Stockbridge y subir la empinada curva de Mound y, por las tardes, bajo volando sin frenos, con el estuario del Forth a lo lejos y las mejillas heladas. Charlo con mi compañero empollón en la cocina mientras comemos tostadas con queso. Los fines de semana, subo con amigos al Arthur's Seat, nado en los baños de Glenogle y luego voy al pub. En mi escritorio, escribo con guantes de lana, mareada por la estufa de gas. Y, al hacerse de noche, me reconforta tener cerca a mis compañeros de piso, mientras mi ventana vibra y el hielo dibuja formas en el interior del vidrio.

En mi último año, empiezo a salir con uno de mis profesores. Da clases de Literatura escocesa y tiene fama de no acostarse con sureños. Bromeo diciéndole que no puede resistirse al hecho de que soy la única alumna que ha leído de cabo a rabo el largo poema de Hugh MacDiarmid, «A Drunk Man Looks at the Thistle». Creo que estoy ascendiendo en la escala social, cambiando los últimos vestigios de la infancia por algo más sofisticado, la vida con un adulto de verdad, que ya ha formado sus gustos y opiniones políticas, y tiene un matrimonio a sus espaldas. Cuando me pide que me mude con él, no lo pienso dos veces antes de hacer las maletas de la habitación en la que tan feliz he sido, y cambiar la relajada indiferencia de mis compañeros de piso por una casa con calefacción central, una nevera llena de comida sofisticada, y una estantería meticulosamente ordenada, repleta de literatura revolucionaria, sin saber que, en realidad, estoy renunciando a mi libertad.

No me paro a pensar que estoy cometiendo un error. Ni cuando pasan las semanas y el brillo inicial se desvanece y la luz se enfría y se oscurece. Ni cuando pasan los meses y me invade una dolorosa nostalgia cada vez que paso en bicicleta por delante de mi antiguo piso. Ni siquiera cuando cambian las estaciones y me convenzo de que es natural sentir menos entusiasmo por volver a casa al anochecer, demasiado inmadura aún para entender que la pasión, al enfriarse, debería volverse compañerismo y no atadura; que las preguntas que me esperan cada noche al regresar de clase o de la biblioteca —dónde he estado, con quién, qué tipo de amistad tengo con esa persona, cómo me mira, si me gusta— están lejos de ser benévolas.

No me arrepiento exactamente. El cambio se produce más en mi cuerpo que en mi mente, es una sensación visceral. Se me resiente el estómago y enseguida es tan intenso el dolor que me obliga a quedarme en casa. A menudo tengo náuseas y me pone nerviosa ir a clase, así que me voy rezagando. Y antes de darme cuenta, he perdido la seguridad en mí misma y se me hace un mundo hasta salir a la calle.

Por la ventana de la consulta de mi médico de cabecera oigo ruidos de grava y pájaros. Suenan fuerte porque estamos callados. A diferencia de en casa, donde no cesa el bombardeo de preguntas, aquí hay paz, puedo dejar que los pensamientos fluyan. ¿Qué se siente siendo médico?, me pregunto. En el otro extremo de la habitación está la camilla pulcramente cubierta de papel azul donde él me examinó la primera vez, y un armario con puertas de cristal lleno de libros gruesos y útiles. En la pared que tiene detrás hay tres carteles gastados con la misma silueta humana, pero cada una muestra una estructura interna distinta: huesos, vasos sanguíneos y linfáticos. Su escritorio siempre está sepultado bajo papeles, expedientes de pacientes mezclados con revistas y cartas. Hoy tiene a sus pies un viejo maletín de cuero, abierto y con objetos asomando.

Juega con los extremos de goma del estetoscopio que lleva alrededor del cuello y se alisa la corbata, sonriendo. Miro su escritorio, con los instrumentos para examinar ojos y oídos, y para auscultar. Recuerdo mi antiguo piso de Edimburgo, el encantador caos de fotos, bolígrafos, libros y papeles. En algún momento me pregunta por mis síntomas, si me están ayudando los antiespasmódicos, el único tratamiento disponible para el síndrome del intestino irritable. Pero sólo unas pocas de sus preguntas se centran en mi problema médico. Opta por otro enfoque que en ese instante me desconcierta, aunque ahora lo encuentro totalmente lógico. ¿Tengo alguna preocupación nueva? ¿Duermo bien? ¿Cuántas veces al día me río y tomo aire? Me pregunta por mi felicidad.

A los pocos días de acabar la universidad, sin siquiera esperar a la ceremonia de graduación, hago las maletas. En el vagón de tren al que subo, que sale de la estación de Waverley en dirección sur, viaja un grupo de mujeres que ya están borrachas como cubas, tras haber empezado la juerga nada más salir de Inverness. Subo con cajas llenas de mis pertenencias y la cara manchada de lágrimas, y ellas me rodean. No tardo en estar bebiendo whisky, con la cara seca, y contándoles los últimos cuatro años de mi vida, que hasta ese entonces me parecía que lo eran todo, pero que ahora, con el traqueteo del tren y del propio relato, empiezan a soltarse: el agarre se afloja, las costuras se deshacen, y siento la textura especial de lo que ha terminado, y por primera vez

91

me doy cuenta de que el pasado no es pasivo sino real, un estallido de experiencia que puedes elegir dejar atrás, extrayendo sólo aquellas hebras que brillan. Cuando recuerdo ese viaje, aunque sé que ocurrió en un tren, lo que recreo con la imaginación no es eso. Estoy con las mujeres escocesas en la cubierta trasera de un ferri, y se oye el rugido del motor y en las fosas nasales noto el olor a sal y a gasolina y, abajo, veo la estela de espuma agitada que deja la popa del barco. Y aunque el casco del ferri me impide ver lo que tengo delante, no hay duda de que la costa se va desdibujando, una vida ya rechazada, de la que me alejo cada vez más con cada instante real y cercano del aquí y ahora.

La novela *La mansión*, de E. M. Forster, empieza con el epígrafe «Simplemente conectados». Cuando lo leí siendo adolescente en clase de Literatura, me chocó. Pero ahora, en el contexto de la medicina, como en todos los demás contextos de la vida, estas palabras lo explican todo. Un organismo diminuto pero peligroso como la *C. diff.* no puede entenderse al margen de la comunidad de microbios que lo rodea. Los órganos vitales, que antes veíamos como aislados, están en comunicación continua. La historia del trasplante de microbiota fecal es una lección para la comunidad médica, que a veces se muestra a la defensiva, y nos recuerda que debemos tener en cuenta el valioso testimonio de los pacientes en lugar de ignorarlo. Sin observación directa, la ciencia no tiene sentido. No siempre sabemos de dónde vendrá la próxima revelación. Y a veces la verdad se siente en el cuerpo antes de que la mente pueda captarla.

El útero

Estoy sentada frente a un útero sumergido en un frasco. Es un espécimen de gran belleza: después de tantos años en formalina, aún conserva toda su tersura. Tengo a mi lado un viejo libro de texto del grosor de un libro de muestras de papel pintado. Inclino el frasco hacia un lado y hacia el otro para verlo desde todos los ángulos. Comparo lo que tengo delante con lo que acabo de leer. El útero se compone de tres partes: el *fundus* o fondo, en la parte superior; el cuerpo, en el centro; y el cérvix o cuello, en la parte inferior. Mide ocho centímetros de largo, cinco de ancho y cuatro de grueso, y se encuentra entre la vejiga y el recto. Del útero sumergido en el frasco sobresalen alfileres que se corresponden con pequeñas etiquetas en la base de madera, identificando partes que hasta un niño distinguiría: los ovarios y las trompas de Falopio, así como los ligamentos redondos y anchos, menos conocidos. Leo el viejo comentario de que el útero tiene forma de pera.

Al poco rato dejo caer la cabeza sobre el libro, que huele igual que mi abuelo. Por supuesto, no me convence el modo en que se estudiaba anatomía en el pasado. No es de extrañar que me sienta poco inspirada por una galería de especímenes muertos, dispuestos como Blancanieves en sus urnas de cristal, y por las páginas de anatomía que se amontonan a mi lado. He visto imágenes del útero mucho más emocionantes que éstas.

Hace años, cuando trabajaba como presentadora de un programa sobre medicina de la BBC, me pidieron que viajara a Gotemburgo, en Suecia, para filmar uno de los primeros trasplantes de útero del mundo. El cirujano, el profesor B., que había dedicado toda su carrera a investigar esta posibilidad y a probarla en primates, había obtenido finalmente la aprobación de un comité ético y la financiación suficiente para realizar un reducido número de estas operaciones en mujeres. El trasplante al que nos invitaron era sólo el segundo que se practicaba e iban a estar presentes un gran número de ginecólogos y cirujanos vasculares de otras partes del mundo, además de nuestro equipo de cámara.

En Suecia la gestación subrogada es ilegal, y el trasplante de útero, según me explicó el profesor B., podría ofrecer a las mujeres nacidas sin útero, o a las que requieren de una histerectomía debido al cáncer, su única oportunidad de tener un hijo biológico. Añadió que, sólo en el Reino Unido, hay hoy 15.000 mujeres en edad reproductiva en esta situación. Lo estaba entrevistando frente a la cámara e intenté poner una cara neutra para no tener que repetir la toma, pero los pensamientos se me arremolinaban. ¿Es esta cirugía el camino que seguir? ¿No debería fomentarse la adopción cuando las personas no pueden tener hijos propios? ¿No sería mejor utilizar los fondos disponibles para subvencionar varios ciclos de fecundación *in vitro* a las parejas estériles, en lugar de sufragar operaciones experimentales de coste exorbitante?

Pero un vivo apetito por la cirugía suele imponerse a las objeciones más sutiles. Enseguida me distraje observando cómo preparaban los quirófanos contiguos para las pacientes del día, madre e hija, una dispuesta a hacer cualquier cosa para ayudar a la otra a tener un bebé. Y en lugar de prestar atención a los aspectos técnicos de la operación que por norma me preocuparían, me descubrí reflexionando sobre lo extraño que resultaba ese útero sueco en particular, que descansaba con toda placidez dentro del que había sido su hogar durante toda una vida, a punto de emprender el viaje hacia un cuerpo al que, tiempo atrás, había dado a luz. Un útero que en su día albergó a una niña estaba a punto de quedar encerrado dentro de la mujer en la que ésta se había convertido, para dar a luz a la próxima generación, el nieto de su dueña original. Cualquier trasplante de órganos tiene una cualidad alucinante, pero éste me pareció asombroso a unos niveles nuevos por completo.

Nunca había visto prestar tanta atención al interior del cuerpo de una mujer como aquel día: hombros fornidos y expertos, procedentes de Europa y Estados Unidos, se alineaban formando una repisa sobre la que yo estiraba el cuello para ver qué estaba pasando. La necesidad de conservar los vasos sanguíneos en óptimas condiciones para su posterior implantación prolongó la histerectomía varias horas más de lo habitual. Por fin, cuando el cielo cambió y la luz del día dio paso al azul oscuro que nos había recibido al entrar en el hospital esa mañana temprano, me eché para atrás y observé cómo el profesor levantaba hacia la luz el útero recién nacido, mientras los brazos de todos los demás se alzaban al unísono y un coro de aplausos y asombro llenaba la reluciente sala. Lo vi ante mis ojos y también mientras lo filmaban; el monitor de la cámara, ese pequeño cubo negro, me daba una idea de cómo se vería más tarde, una vez editado y guardado para deleite de la audiencia televisiva. Quién iba a imaginar que, al situarme unos pasos detrás del cirujano para que me filmasen mientras lo seguía por el pasillo con el precioso órgano en una bandeja de plata hacia su nuevo destino, otro drama empezaba a desarrollarse en lo más profundo de mi propio útero.

Una parte clave de la formación quirúrgica es aprender qué arterias suministran oxígeno a cada parte del cuerpo: el suministro de sangre al estómago, que es complejísimo y, al mismo tiempo, maravillosamente intuitivo; el suministro de sangre al cerebro, conocido con el encantador nombre de circuito de Willis, y el suministro de sangre a las extremidades inferiores, el tórax, las manos, los pies y, sí, incluso al útero. He memorizado tantas veces todos estos datos que, cuando esté senil, probablemente los murmuraré entre palabras obscenas y declinaciones en latín. Pero nunca me han enseñado la parte que ahora encuentro más fascinante: la red de pequeños e intricados vasos que hacen posible la menstruación.

Imaginémonos que estamos dentro de un útero. El tejido contra el que estamos presionados se llama endometrio y está compuesto por las capas funcional y basal. Éste se asienta sobre el miometrio, que es una capa muscular. Dejando a un lado toda la repugnancia que podamos sentir, reconozcamos que, para una renovación del cuerpo a gran escala, no existe otro acto tan elocuente como la menstruación. Cada mes, durante unos cuarenta años, el útero se prepara para la posibilidad de concebir. Si fuera Navidad, el útero no se limitaría a comprar un poco de espumillón de tres al cuarto, sino que lo daría todo: cargaría con un árbol, enviaría felicitaciones, pelaría patatas y coles, mezclaría la masa del bizcocho y colgaría los calcetines. Cada mes del período fértil de una mujer, el útero tiene que prepararse para que, si un pequeño embrión fecundado llega allí, encuentre todas las condiciones necesarias para implantarse y crecer. Pero en las miles de ocasiones en que esto no ocurre, el útero también debe ser capaz de suspender los festejos, recogerlo todo y salir pitando. Y es su suministro sanguíneo único lo que lo permite.

De las principales arterias del útero surgen dos tipos de menor tamaño. Las arterias rectas atraviesan el miometrio hasta la capa basal del endometrio, y son cortas y permanentes. Pero son las arterias espirales las que realmente me fascinan. Éstas penetran ambas capas del endometrio. Si se produce un embarazo, se convierten en vasos amplios que irrigan la placenta y contribuyen a nutrir al feto en crecimiento. Sin embargo, en el caso más habitual de la menstruación, se comportan de manera muy distinta. Al crecer algo más rápido que el endometrio funcional que las rodea, se enroscan sobre sí mismas para mantenerse alineadas con él. Son como margaritas que brotan de un césped incipiente, si éstas se preocuparan por mantener sus pequeñas caras exactamente a la misma altura que las briznas que las rodean.

Al final del ciclo menstrual, si no hay óvulo fecundado, los niveles de hormonas ováricas caen y la capa funcional se encoge un poco, con lo que las arterias espirales, esas alegres margaritas ahora perdidas en el césped ralo, tienen que enroscarse todavía más para seguir alineadas. Al estar tan enroscadas, se restringe el flujo sanguíneo a través de ellas, con lo que la capa funcional se encoge aún más. A medida que la capa superficial se marchita, se liberan sustancias tóxicas. A continuación, la muerte del tejido se acelera hasta que toda la red de pequeños vasos se rompe. La capa miometrial del útero responde contrayéndose, y el dolor y el sangrado resultantes es lo que experimentamos las mujeres como período menstrual.

¿Cuál es el órgano más importante? A la gente le divierte el dilema del huevo y la gallina, la batalla entre el corazón y el cerebro. Algunos sostienen que el corazón tiene que estar al mando, porque suministra sangre, y, por lo tanto, vida a todo lo demás. Para otros, el cerebro es el rey porque, sin sus órdenes, el corazón no sabría latir. Pero ¿cuál es el órgano más fascinante?

Palpo la dura cresta de mi cicatriz pélvica. Por la función que desempeña durante el embarazo y el parto, no encontraremos un órgano más impresionante que el útero. Todavía no he salido de mi asombro por las hazañas que el mío tuvo que realizar con dos hijos nacidos por vía vaginal y dos por cesárea. También me atrae la biología reproductiva de este órgano, cómo pasa de ser diminuto a enorme y en cuestión de unos pocos meses vuelve a hacerse pequeño. Pero aún más intrigantes son los poderes contradictorios que debe desplegar para que un embarazo sea un éxito. Ha de permanecer inactivo hasta el parto y luego volverse extremadamente dinámico. ¿Cómo funciona?

La versatilidad del útero es, en parte, una cuestión de estructura. El miometrio, la pared muscular del útero, está formado por haces de células musculares lisas. El cuerpo de la mujer embarazada, impulsado por el feto, produce más estrógeno y progesterona de la cuenta, y estas hormonas provocan un aumento tanto en el número como en el tamaño de las células de la pared uterina. Las fibras musculares, que antes solamente medían 50 micrómetros de longitud, alcanzan los 600 en el útero gestante y se distribuyen en distintas direcciones, lo que fortalece la capacidad del tejido para resistir la tracción. Imaginemos a una embarazada con su pareja detrás, abrazándola por el abdomen. Las manos de la pareja cambian de posición, rodeándola de aquí para allá, siguiendo la orientación de las fibras musculares circulares y longitudinales que se encuentran debajo.

Incluso durante las primeras etapas del embarazo, cuando es esencial que el útero esté tranquilo para retener al feto que se está formando, el miometrio se prepara con pequeñas contracciones regulares. Éstas ya se detectan en la séptima semana de gestación y aumentan en intensidad y frecuencia conforme avanza el embarazo. El útero despliega sus poderes desde el principio, pero se contiene lo suficiente para asegurarse de que protege el tesoro que lleva dentro. El éxito de este proceso depende de la fortaleza y firmeza del cuello uterino, la puerta que debe mantenerse cerrada, y del aumento de los niveles de progesterona. A medida que el útero crece, esta hormona actúa restringiendo la actividad muscular a una zona muy localizada.

Un embarazo sano que llega a término lo altera todo a su alrededor. Una variedad de cambios, maternos y fetales, anuncian el inicio del parto. El cuello uterino se adelgaza y una serie de contracciones a lo largo del útero dan lugar al nacimiento. La intensidad y la eficacia de la actividad uterina dependen de fenómenos eléctricos llamados potenciales de acción, que se producen dentro de cada célula del músculo liso y garantizan que las contracciones sean múltiples, coordinadas y conectadas. Las uniones comunicantes, o gap, son canales de baja resistencia eléctrica formados por proteínas, cuyo número aumenta al final del embarazo, lo que favorece la propagación de las contracciones por todo el útero.

Aunque hace décadas que se conocen las células marcapasos del corazón, la cuestión de exactamente qué células del útero inician la cascada de contracciones que dan lugar al parto sigue siendo objeto de un acalorado debate. Algunos creen que están situadas en el fondo del útero, pero que aún no las hemos identificado. Otros sostienen que el inicio de la actividad electroquímica en el útero podría originarse en cualquier célula del músculo liso miometrial. Incluso se ha hablado de algo llamado oscilador de membrana, una especie de movimiento y sacudida espontáneos en el perímetro de la célula que la excitan electroquímicamente y ponen en marcha todo lo demás.

A pesar de lo mucho que hay que admirar en la anatomía y fisiología de este órgano, no se trata precisamente una zona exenta de problemas, como demuestran algunas estadísticas de la OMS y Action Aid. Cada año mueren 295.000 mujeres durante el embarazo y el parto, y el 94 % de esas muertes se produce en países de bajos recursos y podría prevenirse desde un punto de vista médico. El riesgo de mortalidad perinatal es especialmente alto en las niñas menores de quince años, en quienes el parto es la segunda causa de muerte en todo el mundo. El 41 % de las mujeres no tienen acceso al aborto y cada año mueren 23.000 mujeres intentando interrumpir su embarazo en condiciones inseguras. Teniendo en cuenta la reciente legislación retrógrada en Estados Unidos, es probable que esta situación empeore.

Si bien las estadísticas obstétricas muestran claramente que el útero pone a las mujeres en mayor riesgo durante el embarazo y la procreación, la historia cultural nos induce a creer que es el útero inactivo el que más estragos causa. Es difícil no ver una profunda preocupación por la anatomía femenina en la antigua noción de que las mujeres podían tener hasta siete copias de este órgano. Y la creencia de los antiguos griegos y egipcios de que el útero vagaba por el cuerpo, dañando cualquier órgano que tuviera cerca, parece igual de inquietante. Pero son los victorianos los que se llevan la palma. El diagnóstico genérico de histeria se utilizaba para explicar trastornos tan diversos como la epilepsia, el estrés postraumático y la depresión, así como para patologizar la rebeldía femenina. Entre las víctimas conocidas se encuentran las escritoras Edith Wharton, Virginia Woolf y Charlotte Perkins Gilman. A las sufragistas las trataban como histéricas en la cárcel. Mientras tanto, el médico estadounidense S. Weir Mitchell alcanzó una fama considerable con su «cura de reposo», un régimen que imponía períodos prolongados en cama y una privación intelectual total a las mujeres supuestamente afectadas. Al menos en aquel entonces, el mensaje parecía ser que el único útero seguro era el de una mujer casada y embarazada.

Podríamos sentir la tentación de tomárnoslo a risa, como si fuera una rareza del pasado, pero el útero todavía mantiene a las mujeres sometidas a una esclavitud social, política y personal especial. No se trata sólo de que los mitos misóginos tardan en desaparecer: el diagnóstico de histeria no se retiró del *Manual diagnóstico y estadístico de los trastornos mentales* hasta 1980, y sólo en 1991 se volvió ilegal que un hombre exigiera mantener relaciones sexuales a su esposa. También hay nuevos problemas. Las mejoras en las técnicas de imagen obstétrica, si bien aportan beneficios médicos, acentúan asimismo la tensión que siempre ha existido entre los derechos de la madre y los del feto, conocida en los círculos sociológicos como conflicto materno-fetal. Y, aunque el descubrimiento epigenético de que el bienestar físico, psicológico y social de una persona puede remontarse en parte al período en que estuvo en el útero quizá ayude a las mujeres a tomar decisiones saludables durante el embarazo, los riesgos de corte paternalista que entraña esta investigación no son menores. En el Reino Unido, una mujer embarazada todavía puede pedir una copa sin llamar la atención, pero hay muchas partes del mundo donde eso sería impensable. En Estados Unidos, desde principios de siglo, se ha procesado a muchas mujeres, a algunas por asesinato, por «poner químicamente en peligro» a sus fetos al consumir drogas o alcohol durante el embarazo.

En 2017, un equipo de científicos del Children's Hospital de Filadelfia mantuvo con vida durante cuatro semanas a un feto de cordero aún no viable en una bolsa biológica llena de líquido amniótico, conectado por su cordón umbilical a una placenta mecánica, y pareció crecer con normalidad. He presenciado con mis propios ojos un trasplante de útero. Desde una perspectiva tecnológica, parece que no hay límites. Pero, en lo que se refiere a nuestras ideas preconcebidas, ¿hasta dónde hemos llegado en realidad? ¿No vivimos todavía en una sociedad que valora a las mujeres sobre todo como gestantes, con una visión punitivamente estrecha de cómo debe vivirse ese papel? ¿Donde las mujeres que luchan por concebir se sienten avergonzadas, y a las que deciden no tener hijos se las trata con recelo? ¿Donde quedarse embarazada por accidente y abortar sigue conllevando un gran estigma? ¿Donde, si hemos de creer el increíblemente honesto libro de la escritora Rachel Cusk, *Un trabajo para toda la vida*, basta con expresar la más mínima ambivalencia respecto a la experiencia del embarazo, el parto y la maternidad para que nos quemen en la hoguera?

Bueno, lo único que puedo decir es que si las mujeres tenemos que rendir cuentas por nuestro útero, y todo lo que vivimos con él y las decisiones que tomamos sobre él resultan ser tan personales, entonces no hay otra manera de hablar con honestidad de este órgano tan maravilloso que no sea desde lo personal.

• • •

Gotemburgo. En el otro extremo de la sala, la directora está subida a su taburete, desde donde equilibra el peso de la cámara sobre el hombro y apunta el objetivo hacia la pelvis abierta de la paciente para capturar lo que lleva esperando todo el día: la toma clave. Al ver que nadie me mira, me siento. No durará mucho más, ¿verdad? Las histerectomías suelen ser rápidas. No sé muy bien por qué estoy tan cansada, aunque hay una razón. En lo más profundo de mi cuerpo está formándose una nueva vida fuera de lo común. Un óvulo fecundado acaba de convertirse en un cigoto. Quizá éste sea el momento exacto en el que el blastocisto se divide, creando no una, sino dos vidas potenciales. Sentada en el taburete del quirófano, miro por la ventana, ajena a lo que ocurre dentro de mí y que cambiará mi vida para siempre.

Al cabo de unas semanas, voy a hacerme una ecografía. El papel azul que suelo colocar debajo del trasero de otras personas ahora está debajo del mío. Me veo las rodillas desnudas y noto el frío del gel pringoso y, antes de darme cuenta, la ecografista me da la feliz noticia. Imagínate, me dice, estás embarazada de gemelos. Lo ve muy claro porque comparten saco. Míralas, me dice señalándolos, qué bendición. La pantalla está negra y borrosa, y la habitación se ve marrón al tenue resplandor de una lámpara de brazo articulado.

Algún tiempo después, estoy sola en casa. Ya me he recuperado del shock y soy capaz de hacer reír a mis amigos al darles la noticia. Pienso en lo disparatado que es el útero. He visto cómo lo elevaban en el quirófano, desplegado como una mariposa. He estado en una sala llena de hombres que examinaban la irrigación sanguínea del útero, atentos a sus diminutos vasos. He sido testigo de cómo tendían a una madre en una mesa de quirófano para que le extirparan el útero. Y he seguido a un hombre por un pasillo, unos pasos detrás de él, mientras se apresuraba a llevar ese útero en una bandeja metálica brillante, con los vasos sanguíneos desplegados hacia los lados, listos para ser colocados con delicadeza en el cuerpo abierto de la hija. Aquí lo tienes, cariño, mi regalo para ti. Una casa que ya ha albergado vida y donde ahora podrás poner tus propios huevos.

Pero no todo es tan maravilloso ni tan extraño como esto. Miro por la ventana de la cocina el jardín. Me siento dividida entre la gratitud y la falta de preparación para lo que me está pasando. Ya he experimentado dos veces la estrecha red de amor y encarcelamiento que es la maternidad y no estoy segura de cómo voy a manejar la doble carga. Me han informado de los riesgos de mi embarazo con cuarenta y tantos años, y son considerables. Soy mayor, y estos pequeños fetos, apenas más grandes que mi meñique, tendrán que compartir el mismo flujo sanguíneo. Puede que no lo consigan. Puede que no les vaya bien. Puede que los dos mueran o que sobrevivan pero con secuelas. Me gustaría que mi cerebro volviera a tomar el control, porque esto no es algo que él haya planeado.

Pasan los meses y salgo de cuentas, y alguien viene a buscarme a la sala. Todavía llevo puestos los pantalones y las zapatillas deportivas debajo de la bata, porque ésta se abre por detrás y hay un buen trecho hasta el quirófano. Voy andando, pero no volveré por mi propio pie. Abajo, en el vestíbulo, la gente hace lo que yo he hecho y volveré a hacer. Alguien se detiene cerca del gran cuadro del elefante y acerca la cara: ¿es una foto? No, es un bonito y detallado dibujo a lápiz. Una mujer con un embarazo reciente se agarra el vientre de forma teatrera al dirigirse a la consulta. Allí están la pecera y la tienda de tarjetas. Allí está la historia completa de las últimas treinta y seis semanas de ansiosas citas y ecografías, la taza de té que pedí en aquella cafetería, la emoción en ascenso que resuena en el vaivén de la escultura móvil de colores, suspendida entre los pisos acristalados. Allí están las otras personas que vienen a visitarse y a morir. Estoy en la antesala de algo importante y el momento me sobrepasa por completo.

Me siento de lado en la cama y me doblo todo lo que me dejan dos bebés grandes a punto de nacer. El anestesista me palpa la espalda para ponerme una raquídea. Veo dos cunas en la esquina y no puedo creer que tengan algo que ver conmigo. El espacio temporal entre este instante y esas cunas me parece galáctico. El anestesista me inclina hacia atrás y rocía todo mi cuerpo desnudo con algo que no siento hasta que el frío húmedo en mi cuello le indica que la anestesia raquídea ha cumplido su cometido. Levanta la pierna izquierda, ahora la derecha, me dice, y al ver que no puedo se convence de que estoy preparada. La encantadora obstetra se acerca y me habla, asegurándome que todavía existo, que realmente formo parte de lo que está pasando en esta sala de operaciones. Intento consolarme pensando que, en circunstancias normales, estaría yo en su lugar y que volveré a estarlo.

Mi boca cumple su función y responde. Puedo oír las palabras ahí fuera, como una luz que contrasta con esta interioridad absoluta, y siento con intensidad que estoy viva, que es un poco como estar a punto de morir. Dentro de mí laten tres corazones. Estamos las tres tumbadas en la mesa de quirófano; soy el caparazón dentro del cual hay otro, más grande, mi útero, que es casi tan grande como yo. Se supone que debería estar de pie con el bisturí en la mano, como me gusta estar. Pero estoy tumbada, llena de corazón y de útero y de los corazones y los úteros de mis gemelas. La obstetra me abre.

• • •

En *Al faro*, de Virginia Woolf, Lily Briscoe está de pie ante su lienzo, en lo alto del acantilado, y mira hacia abajo, donde el señor Ramsay y sus dos hijos van en un bote. Y de pronto estamos en ese bote, y ellos vuelven la mirada hacia Lily Briscoe.

Algunas mujeres rechazan de plano la maternidad, y se atreven a reclamar para sí la vida rica y aventurera que tienen los hombres y que sospechan, con razón, que resulta casi imposible de conciliar con la maternidad en el mundo actual. Otras se reivindican en el acto de procrear y desafían la medicalización patriarcal del parto dando a luz en casa, asistidas por comadronas o doulas de confianza, rodeadas de su familia. Algunas graban todo en vídeo para poder verlo una y otra vez y asimilar los asombrosos hechos físicos de traer vida al mundo a la fría luz del día. Otras integran literalmente el misterio del parto, hasta el punto de comerse la placenta o plantarla bajo un árbol en el jardín.

Para otras, recobrarse del golpetazo que supone el parto y la maternidad temprana es un proceso más rutinario. Se trata de volver a ponerse en pie, y punto. Unos meses después de que nacieran mis gemelas, le envié un correo electrónico a la obstetra que las trajo al mundo para preguntarle si podía presenciar un parto como el mío. Le explico que quiero verla realizar los mismos pasos quirúrgicos con otra persona, porque sólo así podré comprender de verdad lo que le ocurrió a mi cuerpo aquel día.

De modo que me encuentro, ya lavada, en el mismo quirófano donde hace poco era paciente, cuando una joven embarazada de treinta y seis semanas de gemelas entra con su marido, iluminada por detrás por los rayos de un pálido sol invernal. ¿Es sólo mi habitual curiosidad forense lo que me trae aquí, el deseo insaciable que siempre he tenido de penetrar de alguna manera en los misterios del cuerpo humano? No hay forma de integrar el misterio de la muerte en las cosas, porque muerte es sinónimo de desaparición; por eso el parto realmente parece la mejor oportunidad para acercarnos a lo que nos hace humanos, para atisbar entre las grietas. ¿O estoy aquí por otra razón? ¿Es ésta la forma quirúrgica que tengo de reivindicar algo, de demostrarme a mí misma que, al cruzar el Rubicón feminista, he vuelto a ser la mujer que actúa y no la que sufre la acción?

Me coloco detrás de su espalda delgada y observo cómo le administran la anestesia raquídea y, como en un holograma, alterno entre saber que es otra persona y fantasear que su espalda es la mía. Veo a la enfermera colgar, a modo de cortina de separación, una bata de algodón entre dos soportes de gotero a la altura del pecho, para protegerla a ella y a su marido de las miradas ajenas, como yo también estuve resguardada, pero esta vez tengo acceso completo. Recuerdo con exactitud la sensación de estar tumbada boca arriba mirando la superficie vacía de esa mampara improvisada, y no poder mover las piernas ni el cuerpo. Las voces que llenaban la habitación, la sensación de impotencia absoluta. Y, frente a eso, siento de lleno mi posición actual, de pie, charlando con la doctora P., la cirujana, poniéndome profesionalmente a su altura al preguntarle por los detalles técnicos de la incisión. ¿De Pfannenstiel? No, de Joel-Cohen modificada.

La doctora P. aplica clorhexidina sobre la piel y, con su delgada mano, mide dos dedos por encima del pubis. Se produce la sorpresa habitual de la primera incisión, que nunca deja de fascinarme. De fuera adentro, hacia lo real, parece decir. Línea roja, grasa amarilla y músculo, y en ese preciso instante la doctora P. suelta el bisturí para coger con las manos los músculos rectos y separarlos. El peritoneo plateado, abultado por el embarazo, se deja ver como una nube dibujada por un niño. Ella lo corta y me sorprendo preguntándome cuál será la siguiente capa que atraviese cuando el primer bebé vea la luz. Estoy tan acostumbrada a lidiar con enfermedades, tan acostumbrada a que el objetivo de cualquier cirugía sea erradicar una enfermedad, que este bebé perfecto, que ya lanza su primer berrido apagado, me pilla desprevenida.

Por todo esto pasé yo, me digo, aunque no lo viera. Así era mi útero. Así nacieron mis hijas, aunque es poco probable que ellas lo presencien algún día. Así fue como la doctora P. levantó a mi primera gemela en alto para que yo la viera antes de entregársela a la enfermera que esperaba. Así se siente una paciente tumbada en esa misma mesa de operaciones cuando da a luz a gemelos, y así me siento yo en mi posición habitual cuando el siguiente momento crucial de la operación se despliega ante mí.

Pero toda mi gimnasia feminista —mis intentos por comprender la destreza con que las mujeres pasamos de ser sujetos, es decir, las agentes de nuestro propio destino, a ser objetos, las mujeres sobre las que la vida actúa— se detiene aquí. Porque lo que viene a continuación es algo prodigioso que trasciende cualquier capacidad de pensamiento.

La doctora P. introduce las manos en la pelvis de la mujer, en esa caverna roja que es el útero, y, como si se tratara de un nido de huevos preciosos, extrae con delicadeza una esfera perfecta, luminosa y brillante, que alza en el aire como si fuera una bola de cristal. Es el saco amniótico del segundo bebé, del todo intacto, cuya superficie parece girar y brillar como los reflejos irisados de una capa de aceite sobre el mar o los arcoíris que aparecen en las burbujas. Y dentro de esta burbuja, puedo distinguir con claridad la forma de la cabeza del bebé, que sigue flotando y nadando en su tranquilo hogar marino.

La doctora P. retira la cortina de separación para que los padres puedan ver. Todos los presentes en el quirófano dejamos escapar un «oooh», y el personal se concede un instante de puro asombro. Ahí está, en las manos de la doctora, que lo levanta en alto, un bebé que ha nacido y aún no ha nacido. Es un momento de mirar fijamente y a la vez más allá, cuando el tiempo parece detenerse y la verdad se revela. «Aaaah», dicen entonces, y la burbuja estalla y una segunda criatura, la segunda gemela, aún sostenida en alto, atrapa el primer instante de su vida.

Al abrir un libro de anatomía, uno podría pensar que el útero es un órgano simple, apenas un discreto triángulo de carne. Pero esas descripciones rara vez captan su naturaleza dinámica, su tamaño y alcance potenciales o las múltiples formas en que se manifiesta. No transmiten lo que se siente al bajar las luces y examinar un útero a través de un histeroscopio, como un espeleólogo que se adentra en una cueva fantasmal llena de fibromas; al extirparlo para proteger a una mujer de una enfermedad o, aún más dramático, al trasplantarlo a la pelvis de otra.

Y, por mucho que se observe, nada se acerca a la experiencia de tener realmente un útero, una sensación muy concreta que empieza con la primera menstruación, se repite durante una cuarta parte de las semanas de nuestra vida reproductiva y evoluciona con los embarazos y partos que ocurren en el transcurso de ésta. ¿Qué se siente al tener riñones? En realidad, nada. ¿Qué se siente al tener un cerebro? Una impresión abstracta de que hay algo importante dentro de nuestra cabeza.

¿Y al tener un útero? El mío sangra a raudales y el tuyo podría doler hasta el desmayo. Cuando te quedes embarazada, llenará tu cuerpo y tu vida. Si tienes suerte, te dará alegría. Durante el parto, serás testigo de que es lo bastante fuerte para realizar la tarea más transcendental de la que un ser humano es capaz, lo quieras o no. Duele como un demonio, así que tal vez quieras anestesiarlo con medicamentos, si eres como yo, o abrazarlo como un viaje espiritual. Y no tengo duda de que existe un dolor de útero tan agudo como cualquier pena del corazón que sienten algunas de esas mujeres a las que los médicos describen con el frío término de «nulíparas». Y una furia que arde en las entrañas de aquellas que nunca quisieron tener hijos, cada vez que los demás hablan del tema.

Pero lo que, en última instancia, nos da el útero a cada mujer va mucho más allá de los hijos que podamos tener. Ya sea a través de la menstruación, la tectónica del embarazo y el parto, o las lentas etapas de la pubertad, la fertilidad y la menopausia, este órgano requiere que mantengamos una relación de adaptación constante con nuestro propio cuerpo y con el mundo. Y si esto hace de él una carga, a buen seguro también lo convierte en un prisma que nos otorga un poder imaginativo asombroso. ¿Es esta profunda y reiterada lección de estar escindidas de nosotras mismas una parte esencial de ser mujer? Y, de ser así, ¿no nos prepara el útero para entender, pronto y sin rodeos, aquello que todo adulto debe aprender tarde o temprano: que nuestra identidad está ligada a nuestro cuerpo de un modo mucho más inestable de lo que nos gustaría creer, y que la integridad del yo es una especie de estado onírico del que cualquiera puede despertar bruscamente en cualquier momento, sin aviso previo?

4 de noviembre de 2023

El cardiólogo dice que lo siente, que la pantalla está en blan-co, la cámara del ordenador no funciona. Intento parecer tranquila y profesional, pero me distrae el temporizador de Zoom de la clínica, que va haciendo la cuenta atrás de los ocho minutos que me quedan de consulta virtual. Él repasa lo que podrían significar mis palpitaciones —ya sólo quedan dos minutos—, pide pruebas y añade algo así como que soy una paciente modelo. Miro el diario de síntomas que he llevado durante un mes y me pregunto si hay alguna forma de com-partir con él sólo uno, aunque no sé muy bien cómo describir-lo. «Es como un pez que se retuerce dentro de mi pecho», me imagino diciendo.

Los pulmones

Inclino la cara hacia el azul profundo. De cerca, el mar rompe contra las rocas y la espuma estalla en mil diamantes. El ruido de mi propia respiración al entrar y salir del tubo se amplifica como el viento en un túnel. Miro hacia arriba para orientarme de nuevo en el mundo objetivo. Sopla la brisa; el mar, negro, se encrespa. A mi derecha está el barco, con Albert, que se hace llamar Jungle, al timón; a mi izquierda, la montaña caribeña que hace unos años estuvo a punto de matar a mi padre divide el paisaje. Miro el pico más alto y luego vuelvo a bajar la vista, y observo cómo el acantilado gris se prolonga bajo el agua, azul oscuro, hasta difuminarse en las profundidades.

Para ser un buen médico se necesita visión bifocal. Hay que dominar los aspectos generales de la anatomía, la fisiología y la patología, sin perder de vista las particularidades de cada paciente, ya que son los detalles los que podrían revelar un diagnóstico misterioso u orientar el tratamiento en una dirección u otra. Sin embargo, siempre he creído que conectar las verdades universales

113

y específicas del cuerpo humano es algo más que un deber clínico. Es el paso necesario para dar rienda suelta a mi pasión. Los márgenes de mis libros de texto están llenos de confidencias, porque, por muy entregada que esté a la ciencia, la única forma de darle vida es llevarla al terreno personal. He aquí lo que quiero decir.

Mi padre se propone escalar la gran montaña. El personal del hotel intenta disuadirlo. No es por su edad, le dicen. La pared rocosa es demasiado empinada, sólo apta para escaladores profesionales con cuerdas y crampones. ¿Por qué no prueba con la pendiente más suave? No está nada mal y le llevará una mañana entera subir y bajar.

En el pueblo, paga a un hombre para que lo acompañe. Entre ellos hay una diferencia de cuarenta y cinco años. Mi padre lleva botas resistentes, agua y una cámara en una pequeña mochila. Van en coche hasta el pie de la pared y antes de las siete de la mañana, justo cuando sale el sol, empiezan el ascenso. Tienen que usar las manos y los pies desde el principio y enseguida están jadeando.

Los pulmones son estructuras en forma de cono, rodeadas por un revestimiento llamado pleura y encerradas dentro de la caja torácica ósea. El pulmón derecho tiene tres lóbulos y es corto para dejar espacio al hígado, que se encuentra debajo. El izquierdo tiene dos lóbulos y es más estrecho para que el corazón pueda acurrucarse a su lado. A menudo pensamos que los pulmones son como globos vacíos que se inflan cuando inspiramos. De hecho, cuando se abre uno, dentro no hay aire, sino un tejido denso y esponjoso formado casi enteramente por vías respiratorias y vasos sanguíneos. Sus gruesos troncos —los dos bronquios principales que se originan en la bifurcación de la tráquea, y las arterias pulmonares derecha e izquierda— se introducen en cada pulmón por un punto central llamado hilio. Ambos tipos de conductos se ramifican sin cesar dentro del pulmón, como ramas entrelazadas contra un cielo invernal, desde el tronco hasta la ramita más pequeña.

Las vías respiratorias desembocan en los alvéolos, agrupaciones con forma de racimos de uva. Hay cientos de ellos en los pulmones, y cada uno es un círculo de células individuales, donde tiene lugar el intercambio de gases. Pequeños capilares llenos de sangre rodean cada alvéolo, y a este nivel la barrera entre el aire y la sangre es extremadamente fina, compuesta por una sola capa de células alveolares, una membrana y una sola capa de células capilares.

Inspirar. Ésta es la parte de la respiración que requiere esfuerzo. No se trata de llenar los pulmones de aire como se llena un vaso de agua. La bomba respiratoria, término que engloba los músculos de la cintura escapular, el diafragma y los intercostales, se contrae de manera activa para expandir la cavidad torácica. A eso se suman las pleuras, que se adhieren por un lado al pulmón y por el otro a la pared torácica. La presión negativa dentro del espacio pleural permite que el aire entre por la nariz y la boca y llegue hasta los alvéolos.

Con cada respiración, entra en nuestros pulmones una bocanada de aire del tamaño de un pomelo: billones de moléculas. La mayor parte es nitrógeno, y sólo una quinta parte corresponde a oxígeno en una forma muy específica, dos átomos unidos entre sí. Este O_2 es diferente de la versión más estable que se encuentra en las moléculas de agua de nuestro cuerpo, tan reactiva que sólo podemos inhalar pequeñas cantidades a la vez. Al llegar a los alvéolos, recorre la escasa distancia que lo separa de los capilares y se une a una proteína de la sangre llamada hemoglobina. La sangre oxigenada pasa a las venas pulmonares y llega al corazón antes de ser bombeada por todo el cuerpo. Una vez dentro de las células, el O_2 se descompone en átomos individuales, que se utilizan allí mismo o se aprovechan de otro modo.

Espirar. Esto no requiere esfuerzo alguno; ocurre simplemente porque la bomba respiratoria se relaja. El dióxido de carbono sale del cuerpo en dirección opuesta al oxígeno que entra, difundiéndose fácilmente fuera de la sangre desde los capilares hasta los alvéolos y luego ascendiendo por las vías respiratorias. Cuando llega a la nariz y la boca, el CO_2 es devuelto a la atmósfera.

Ojos en las manos y los pies. Experiencia de los días de maratón. Escala al ritmo de la respiración. Mantén el ritmo al tirar y trepar. Homenaje silencioso a los alpinistas en las alturas. También a los buceadores a pulmón que desafían el peso del agua. A veces hacen una pausa y el guía le señala algo al pasar. ¿Esta planta de flores rojas brillantes y cerosas? El lirio de jengibre. ¿Y ese tronco cubierto de espinas, un poco más adelante? El árbol ay, ay, también conocido como «mono, no trepes».

El último tramo casi lo deja sin aliento. Hay un árbol de mango con una cuerda con nudos colgando de una rama, porque la roca por allí es vertical; una estrecha cornisa por la que tiene que pasar de lado, sin nada delante más que el vacío; el placer incómodo de estar junto a un desconocido en la cima del mundo. Su guía le dice que es la persona más mayor que ha escalado ese saliente. Pero él ya está sonriendo hacia algún punto más bajo, donde calcula que debe de estar mi madre. Ella deja el libro en la arena y sale de debajo de la sombrilla de paja desteñida por el sol, y alza la vista para buscar la cima. Él está ahora en el punto más alto y baja la mirada para encontrarse con la de ella.

Cuando todo va bien, ni siquiera pensamos en respirar. Esto no es así para todos los mamíferos. Los delfines mulares suben a la superficie entre ocho y doce veces por minuto, de manera consciente, usando su espiráculo. Esto les crea un problema obvio cuando duermen, de ahí que hayan desarrollado una solución ingeniosa. Mientras una mitad del cerebro y el ojo del lado opuesto descansan, la otra mitad junto con el ojo contralateral se mantiene en un estado de baja alerta, atento a posibles depredadores y obstáculos, lo que los impulsa a salir a la superficie y respirar. Al cabo de unas dos horas, ambos lados del cerebro y sus ojos contralaterales intercambian roles.

Los seres humanos necesitamos tener cierto control sobre nuestra respiración, pues debemos coordinarla con otras actividades: hablar, reír, toser, vomitar, llorar y cantar. Las señales provenientes de las áreas motoras y premotoras del cerebro viajan hasta los músculos respiratorios a través de los llamados tractos piramidales para ayudarnos a coordinar todo. Pero nuestro pequeño truco de autocontrol no es nada comparado con la complicada red química y neurológica que controla la respiración de forma automática.

El tronco encefálico, que une el cerebro con la médula espinal, está formado, de arriba abajo, por el mesencéfalo, el puente y el bulbo raquídeo. Los dos últimos son cruciales para la respiración, ya que responden a la información obtenida por los receptores de estiramiento de los pulmones, así como a los constantes cambios químicos de la sangre. El centro neumotáxico del puente, por ejemplo, controla el ritmo de nuestra respiración, la delicada interacción entre la inspiración y la espiración. Los daños en esta zona pueden provocar lo que se conoce como respiración apnéustica, en la que una persona inspira durante varios minutos seguidos antes de espirar.

Ahora todo es bajada. Él cree que ya ha pillado el truco de balancearse suspendido en medio rapel, con los pies planos apoyados en la pared rocosa. Pero la cuerda es fina y resbaladiza. Cuando la bota cede, su agarre no es suficiente. La caída parece interminable. El nailon naranja le quema hasta tal punto las manos que se ve obligado a soltarlo. Durante un rato tan sólo siente aire a su alrededor. Luego viene un aterrizaje brusco. Mientras cae, nota que lo abandona algo esencial: el *ātman* sánscrito, el *ruach* hebreo, el *pneuma* griego, su espíritu, su vida. Se detiene de golpe contra una roca, pero no logra recobrar el aliento.

Ve su propio pánico reflejado en el guía —oh, Dios mío, oh, Dios mío—, la camiseta roja que aparece y desaparece entre los árboles. Pero lo siente dentro del pecho, un dolor indescriptible. El solo hecho de avanzar es asfixiante. Después de muchas horas, llegan a terreno llano y encuentran la furgoneta. El hospital improvisado está situado en un estadio de fútbol. En la radiografía, el médico señala seis costillas rotas, un pulmón colapsado y un pecho lleno de sangre.

Se prepara mientras el médico desenvaina el arma necesaria para su cura: un tubo de silicona del grosor de un dedo con una larga punta de metal en un extremo. Le parece que va a desmayarse cuando le introducen el trocar afilado entre dos costillas en la zona vulnerable del costado del pecho. El médico conecta el tubo a una botella grande que de inmediato se llena de sangre. Él ve a mi madre en la entrada de la sala y suelta un profundo suspiro de alivio.

Los pulmones, como sujetalibros invisibles, enmarcan la vida. Un bebé llora y le damos la bienvenida al mundo. Un ser querido exhala su último aliento y sabemos que se ha ido para siempre. Las yemas pulmonares se forman en el embrión a las cinco semanas de gestación, diez semanas después se han formado todas las vías respiratorias principales y, en el último tercio del embarazo, estas vías se subdividen en millones de bronquiolos y alvéolos pequeños. Los pulmones del feto suelen estar llenos de líquido, pero esto cambia al nacer. Cuando se ve obligado a salir, los quimiorreceptores registran un nivel bajo de oxígeno y envían esta información al cerebro. El pinzamiento del cordón umbilical bloquea los factores placentarios que inhibían la respiración, lo que hace que el bebé llore. Este llanto aumenta la presión intratorácica que ayuda a mantener abiertos los alvéolos. Cualquier líquido pulmonar que quede en los pulmones se desplaza hacia los capilares y la circulación linfática.

Al acercarnos a la muerte, los pulmones secos se humedecen de nuevo. Las secreciones se acumulan y son difíciles de eliminar debido al debilitamiento de la tos y el reflejo de deglución, y surgen patrones característicos. La respiración de Cheyne-Stokes es cíclica: alterna fases de hiperventilación con fases de ausencia de respiración, mientras el cuerpo lucha, sin éxito, por regular sus niveles de dióxido de carbono. Y en las últimas etapas de la vida puede haber respiración agónica, cuando una persona suspira o jadea mientras el tronco encefálico intenta en vano corregir la disminución del oxígeno.

119

· · ·

Mi marido y el resto de los buceadores van tan por delante que los veo lejanos, como juguetes en una bañera. He venido aquí para ver el lugar donde mi padre estuvo a punto de morir hace unos años, pero es hora de seguir ruta. Nada más sumergirme, paso junto a un coral que se asemeja a un cuerpo, con tubos amarillos y pétalos marrones que recuerdan unos genitales, y enormes esferas como cerebros. Inspiro hondo y me sumerjo aún más, liberada del peso de mi propia subjetividad gracias a la breve suspensión de mi propia respiración. Un pez erizo me mira con ojos siniestros. Un pulpo desliza sus tentáculos hacia atrás por debajo de una roca. No tardo en sentir una opresión en el pecho que me impulsa hacia arriba entre nubes rayadas de peces sargento mayor, atravesando tres dimensiones de azul. Con la última bocanada, expulso un chorro de espuma por el tubo del esnórquel antes de volver a llenarme los pulmones de aire limpio y fresco.

Antes de que mi padre cayera de esa montaña, nunca me había parado a pensar en lo que significa respirar con dificultad, tener literalmente miedo a asfixiarse. Tuve que oírselo contar a él para dar vida a hechos que antes me resultaban abstractos. Pero hay una gran diferencia entre lo que le sucedió a mi padre, un hombre libre y con un afán de aventura desmesurado que disfrutaba de unas vacaciones de invierno de lujo en el Caribe, y las circunstancias en las que la mayoría de las personas se quedan sin aliento de forma letal. La disnea, término que utilizan los médicos para distinguir la dificultad respiratoria patológica de la que experimentan las personas sanas al realizar un esfuerzo, puede ser el síntoma común de todas las enfermedades y traumatismos pulmonares, pero no afecta por igual a todos los sectores de la población.

En casos extremos, la falta de aliento afecta a quienes se encuentran en zonas de guerra, donde desde tiempos remotos se han empleado armas químicas diseñadas específicamente para atacar el sistema respiratorio. Las fuerzas helenas liberaron gases sulfurosos en la ciudad de Platea en el año 479 a. C., y el ejército de León IX de Bizancio lanzó vasijas llenas de cal viva que, al romperse, aniquilaron al enemigo. En la batalla de Ypres, el ejército alemán lanzó 168 toneladas de gas con cloro a las trincheras aliadas. Los soldados franceses y argelinos no entendieron qué estaba pasando y, en cuestión de minutos, 1.100 murieron y 7.000 resultaron heridos. En represalia, los británicos añadieron fosgeno y gas mostaza a su arsenal tóxico y, al final de la Primera Guerra Mundial, los agentes químicos habían herido o matado a alrededor de un millón de personas.

La lista continúa. Mussolini lanzó gas mostaza sobre Etiopía en 1936, y los nazis usaron gas en sus campos de concentración, a una escala nunca vista antes ni después. El ejército estadounidense desplegó napalm y agente naranja en la guerra de Vietnam, y Egipto usó gas mostaza en Yemen en 1963. Irak utilizó armas químicas contra Irán en la década de 1980, y el régimen sirio ha empleado repetidamente gas sarín y cloro para someter a su propia población. Actualmente hay almacenadas más de cincuenta armas químicas distintas, cada una con mecanismos siniestros para dañar los pulmones. Los agentes nerviosos como el sarín, el tabún y el somán hacen que los músculos respiratorios dejen de funcionar al interferir en las señales normales de la unión neuromuscular. Los agentes asfixiantes provocan edema pulmonar, un proceso en el que el líquido se filtra desde el tejido pulmonar hacia los espacios donde debería haber aire, ahogando de manera efectiva a sus víctimas. Las leyes internacionales que prohíben su uso han sido ineficaces, y tal vez no sea de extrañar. ¿Existe agresión más aterradora que aquella que pone en peligro nuestra capacidad para respirar?

Es natural sentir indignación ante estas atrocidades, pero no deberíamos engañarnos. Incluso en tiempos de paz, existe una discriminación clara entre quienes pueden respirar con facilidad y quienes no. Basta con fijarse en la enfermedad pulmonar obstructiva crónica (EPOC), la causa más común de dificultad respiratoria a nivel mundial. El 90 % de las muertes por esta enfermedad inflamatoria se produce en países de bajos ingresos. Y en el llamado mundo desarrollado, donde ocupa el cuarto lugar entre las principales causas de muerte, con 3,7 millones de personas afectadas sólo en el Reino Unido, la EPOC se concentra de manera desproporcionada entre las minorías étnicas y los grupos socioeconómicos más bajos. Como médicos, se nos enseña a pensar en la etiología de los síntomas siguiendo criterios estrictamente patológicos, como si nuestros órganos fueran responsables de cuándo enfermamos. Pero ¿qué hay de las circunstancias ambientales que dan lugar a estos fallos en nuestro cuerpo? Es evidente, no sólo en el caso de la EPOC, sino también en el del asma, el cáncer de pulmón, la insuficiencia cardíaca y, más recientemente, el covid, que ni las enfermedades pulmonares ni las condiciones que las provocan afectan a la sociedad de forma aleatoria.

El tabaquismo continúa siendo el principal factor de riesgo de la disnea, y resulta pertinente preguntarse por qué este hábito nocivo sigue siendo mucho más común entre los grupos más desfavorecidos; tal vez porque el cigarrillo ofrece una gratificación rápida a quienes enfrentan mayores niveles de estrés y cuentan con menos oportunidades de ocio. Pero la otra gran causa de la dificultad respiratoria, la mala calidad del aire, es aún más difícil de evitar. Deberíamos haber aprendido la lección tras el Big Smog, la gran nube de esmog de 1952, cuando una combinación letal de ausencia de viento y aumento de las emisiones de carbón provocó la muerte por asfixia de 12.000 personas en Londres. Pero no ha sido así. Todavía hay 40.000 muertes evitables por contaminación atmosférica cada año en el Reino Unido. Los gases de los tubos de escape pueden ser los principales culpables, pero, como nos recuerda Sadiq Khan en su libro *Breathe*, los pobres son los más afectados, dado que tienen más probabilidades que los ricos de vivir y trabajar en zonas poco agradables.

Sin embargo, la dificultad para respirar no es sólo la consecuencia literal de inhalar aire contaminado. Un número alarmante de crisis mundiales se manifiesta a través de este órgano. En la parte trasera de un camión, otro grupo de migrantes muere por asfixia. En una playa de Grecia aparece el cuerpo de un niño de cuatro años, con los pulmones llenos de agua de mar. En el suelo de una carretera yace George Floyd, asfixiándose, con un policía arrodillado sobre su cuello mientras suplica: «No puedo respirar.» La respiración es un acto político, además de fisiológico, y nuestra capacidad para respirar no es sólo un signo de vida, sino también de libertad.

Los pulmones nos proporcionan algunas de nuestras experiencias personales más intensas: la respiración entrecortada y ansiosa de la furia y el dolor; la profunda bocanada de aire que nos alivia al final de un largo período de confinamiento; el sollozo ahogado, el paroxismo de la risa, los crecientes jadeos del sexo, o la exhalación prolongada contra la glotis cerrada que ayuda a empujar a un bebé al mundo.

Pero estos órganos también nos ponen en contacto, al nivel atómico más básico, a través del aire que respiramos. ¿Qué significa realmente el juramento hipocrático si todo lo que pide de un médico es la intención de no hacer daño? Nuestro deber tendría que abarcar dar testimonio de las vidas a menudo intolerables que describen nuestros pacientes, vidas a las que deben volver, y responsabilizar al gobierno por condenar a algunos ciudadanos a languidecer mientras otros prosperan. Con un problema tan grave como la dificultad para respirar, vamos a necesitar todo tipo de soluciones, y el único modo de llegar a ellas es pensando de manera innovadora.

En el Royal Brompton Hospital, los médicos están probando una nueva terapia. A diferencia de casi todas las enfermedades respiratorias, en el caso de un enfisema no se restringe el volumen pulmonar. Esto significa que la inflamación crónica destruye las paredes entre los alvéolos, y el tejido funcional se ve reemplazado por grandes espacios de aire, conocidos como bullas. En consecuencia, los pacientes acaban con pulmones enormes y rígidos que les dificulta respirar. La reducción pulmonar broncoscópica tiene como objetivo aliviar los síntomas, no ensanchando los pulmones sino haciéndolos más pequeños, y optimizando así la mecánica de la respiración.

Hay precedentes en la historia de la medicina. Antes de que aparecieran los antibióticos, los pacientes con tuberculosis solían pasar años en un sanatorio, donde no sólo tomaban el aire, sino que eran sometidos a todo tipo de procedimientos quirúrgicos desagradables, cuyo objetivo común era disminuir la masa de tejido pulmonar no saludable. A principios del siglo xx eran comunes técnicas como el neumotórax artificial, que colapsaba de forma deliberada el pulmón; la toracoplastia, que consistía en extirpar costillas, y el plombaje, en el que se insertaban esferas de goma o plástico en el pulmón para causar fibrosis.

En la impecable sala de broncoscopia, el especialista me señala en el TAC que aparece en la pantalla los enormes espacios negros que se abren donde debería haber un parénquima pulmonar sano. A sólo unos metros, el paciente duerme boca arriba con un largo historial de EPOC que se evidencia en su pecho fornido. Lo ha probado todo, me dice el médico. Lleva años sin fumar, se toma muy en serio la rehabilitación pulmonar y utiliza inhaladores. Pero, con apenas setenta años, está siempre sin aliento, no puede subir escaleras y depende del oxígeno en su casa.

El broncoscopio parece delgado como una pajita al deslizarse por los labios del paciente, pero cuando, unos segundos después, reaparece en el monitor, el paisaje interno de las vías respiratorias del paciente, magníficamente ampliado, se ve de pronto gigantesco. La suave almohadilla de la boca cede paso a la tráquea, con su desordenada sucesión de anillos cartilaginosos, y, cuando el especialista alcanza la amplia cresta de la carina, me inclino un poco sin darme cuenta, como siguiendo con el cuerpo el trayecto de la cámara hacia el bronquio principal izquierdo. A medida que el endoscopio avanza hacia el lóbulo en cuestión, pierdo el sentido de la orientación, pero él enseguida me reorienta, y así puedo observar cómo las vías respiratorias segmentarias se bifurcan en múltiples ramas, con sus lúmenes ampliados, de un tono rosado y pulsando con el movimiento que transmite el corazón.

Ha llegado el momento de desinflar el lóbulo. El especialista mantiene inmóvil la punta del catéter y, al pulsar un botón con el pulgar, libera una diminuta válvula de silicona que queda encajada en la bifurcación de dos vías respiratorias. Observo el pequeño pico de pato, que se abre y se cierra, dejando que el aire salga del pulmón del paciente con cada exhalación, pero sin permitir que vuelva a entrar. Una vez colocadas varias válvulas, esta parte del pulmón se vaciará y colapsará. Algunas tardan unos días en ajustarse, pero a menudo el efecto es inmediato, dice el especialista. Si esperamos a que desaparezca el efecto de la anestesia, es probable que veamos a este paciente respirar mejor que en años.

En el otro extremo del hospital, Ed afina su guitarra mientras llegan los cantantes. Algunos lo hacen con el aire fresco aún en los abrigos, otros vienen directamente de la sala. Un hombre en silla de ruedas avanza llevando a su lado un poste de suero, mientras una mujer empuja un carrito con una botella de oxígeno desconchada. Aunque la mayoría de los ancianos padecen EPOC, también hay representadas otras enfermedades pulmonares, como fibrosis quística, cáncer, bronquiectasias o covid persistente. Lo que todos tienen en común es la dificultad para respirar. Se nota en la tos y el resuello. Se observa en los saludos silenciosos, una simple sonrisa, un gesto con la cabeza o un apretón en el brazo, mientras buscan un sitio.

Una vez sentados, Ed se dirige a los que pueden levantarse.

—Erguíos bien, echad los hombros hacia atrás e inspirad —dice—. Sentid cómo se expande vuestro pecho y abdomen, haciendo espacio. Cantar no es cuestión de quién tiene más aliento, sino de cómo lo controlas. Aflojad la cara, moved la lengua de un lado a otro, vamos,

126

decid «chsss» y «ooooh» y, ahora todos juntos, bien fuerte: «¡eh!»

Reparte hojas con la partitura y, tras rasguear unos acordes, comienza a guiarnos a través de «Magic Moments», de Perry Como. Todos conocemos la melodía, pero no deja que la interpretemos de cualquier modo. Nos indica exactamente en qué momentos debemos respirar. Como el orgulloso director de un coro formal, es puntilloso con la técnica. Me sorprende lo ambiciosas que son algunas partes y la habilidad con que muchos de los miembros del grupo las interpretan. Tras unas cuantas repeticiones de principio a fin, todos estallan en aplausos antes de que Ed vuelva a empezar, con la introducción de «Bridge Over Troubled Water», de Simon and Garfunkel.

El programa Singing for Breathing, dirigido por el equipo del Royal Brompton and Harefield Arts, que en su día se consideró poco ortodoxo, ya se ha extendido a más de cincuenta hospitales del Reino Unido. Los ensayos controlados aleatorios han contribuido a que la British Lung Foundation lo apruebe, al demostrar que el canto es, como mínimo, tan efectivo como la fisioterapia pulmonar más tradicional en pacientes con disnea. Pero los beneficios no sólo se notan en los pulmones. Demasiado a menudo, las personas con enfermedades respiratorias sufren altos índices de ansiedad, un estado de ánimo bajo y aislamiento social. En una encuesta realizada en 2016 sobre el canto coral, los pacientes informaron unánimemente de una mejora no sólo en su respiración, sino también en su calidad de vida en general, sensación de bienestar y conexión social. Los médicos suelen descartar la investigación cualitativa por considerarla poco científica, pero la relación entre la experiencia subjetiva y la función no podría estar más clara que en esta sala.

Al llegar al final de la canción, mientras Ed toca los últimos compases que por lo general interpretarían unos instrumentos de cuerda, examino al grupo. Los cantantes parecen distintos, con los hombros relajados y el rostro abierto, e interactúan de una forma que hace una hora era impensable. Y cuando cierro los ojos para no ver toda la parafernalia que los identifica como pacientes respiratorios, advierto algo más. Las sibilancias son más suaves y hay menos toses que antes. Todo lo que oigo es un grupo de personas que ha decidido reunirse y disfrutar de la compañía mutua, la música de la conversación y las risas.

En el Instituto Scripps de Oceanografía de California, Ralph Keeling está a punto de llegar a un diagnóstico. A partir del análisis de muestras diarias de aire recogidas en estaciones geoquímicas de todo el mundo, ha dedicado su carrera a compilar un registro preciso de las fluctuaciones diarias de los niveles globales de oxígeno, según la estación del año y a lo largo de la historia. Y está surgiendo un patrón claro.

Resulta que hay mucha menos variación entre los distintos lugares del mundo de lo que cabría esperar. Da igual si se toma la muestra en Hawái, Canadá o la Antártida, el resultado es el mismo. Los niveles de oxígeno aumentan durante el día, cuando las plantas y los microbios se activan, y disminuyen por la noche. Con el sol como marcapasos, aumentan en verano y disminuyen en invierno.

Le fascina observar en un gráfico la regularidad de estas oscilaciones. Más preocupante es la otra línea, cuya tendencia descendente muestra la disminución gradual del oxígeno a lo largo del tiempo, un contrapunto a los niveles crecientes de dióxido de carbono que su difunto padre, Charles Keeling, registró a lo largo de toda su vida.

Se suele decir que fue la curva de Keeling de su padre lo que finalmente demostró la relación entre la actividad humana, el aumento de los niveles de dióxido de carbono y el cambio climático. Pero Ralph sabe que su propia investigación también ha sido fundamental. Así que, si alguna vez se frustra por lo repetitivo del muestreo o la lentitud con que la gente reacciona ante sus hallazgos geoquímicos, sólo tiene que recordar la conversación que mantuvo hace muchos años con su padre, los dos sentados a la mesa de la cocina, cuando comprendió cuál sería la labor de su vida. Todavía cree que los pequeños descubrimientos, si se comunican como es debido, pueden tener consecuencias a nivel planetario. Y, al ver ahora el vídeo en cámara rápida de la NASA, con sus bellas sombras de oxígeno y dióxido de carbono que se elevan y descienden cada día, se siente esperanzado. No es demasiado tarde. Todavía está todo por hacer. Mirad, es como si todo el mundo estuviera respirando.

La piel

Le acerco el cuchillo a la garganta. Contra el cuello de tela verde, bajo la luz plateada de la lámpara de quirófano, la piel de mi paciente se muestra con todo detalle. Bronceada por el verano y con un brillo de clorhexidina, erizada por el nerviosismo e hinchada por la anestesia local que acabo de inyectar. Con la hoja apoyada en la línea que he trazado con rotulador morado, hago una breve pausa. ¿Estoy segura? Sí: corto.

La mayoría de las operaciones empiezan con una incisión en la piel. En mis primeros años de formación, pensaba que la sacudida que sentía al ver a mis superiores practicar ese primer corte era pura emoción. Décadas después de tomar el bisturí en mis propias manos, sé que hay algo más. Como en el teatro, cuando al alzarse el telón se entrevé el artificio casi ridículo de la escena, una primera incisión revela algo verdadero, pero en lo que preferimos no detenernos. La piel es todo lo que nos sostiene. Define dónde terminamos y dónde empieza el mundo. Somos todo lo que hay dentro de nuestra piel. Todo lo que hay fuera, no somos nosotros. No se trata, pues, de una simple parte de la anatomía. Es el gran jefe, el metaórgano,

131

sin el cual todos los demás literalmente se desmoronarían.

Tomemos ahora un respiro de la intensa emoción de la mesa de operaciones. Quiero que nos convenzamos de que, fuera de estas circunstancias quirúrgicas, nuestra piel está a la altura de la tarea que se le ha encomendado. Si pensamos que contiene calor, agua y miles de sustancias químicas diferentes, a la vez que nos protege del sol, los alérgenos y los irritantes, las infecciones y los traumatismos, queda claro que es todo un logro. Entonces, ¿de qué está hecha en realidad la envoltura de nuestro ser? En secreto, siempre me he imaginado la piel como un pastel de dos capas de bizcocho con relleno entre ambas. Pero esto no sirve para la ciencia propiamente dicha. ¿Qué nos revela el microscopio?

La piel tiene tres capas: la epidermis, la membrana basal y la dermis. La epidermis es la capa exterior, la parte con la que nos enfrentamos al mundo. Su grosor varía a lo largo del cuerpo, desde un milímetro en las palmas de las manos y las plantas de los pies hasta una décima de milímetro en los párpados. Desprovista de vasos sanguíneos, la epidermis se compone de varios sustratos con bonitos nombres fáciles de recordar: la córnea, en la parte superior, y las capas granular, espinosa y basal, situadas una debajo de la otra.

La capa basal es una sola lámina de células cilíndricas. En un ciclo continuo de treinta a sesenta días, nuevas células se forman aquí y migran hacia arriba, volviéndose cada vez más planas a medida que avanzan. Cuando llegan a la superficie, la mayoría se han convertido en queratinocitos, minúsculas placas de blindaje que se alinean contra el mundo y sus ataques incesantes. Pero la epidermis no es una simple barrera. La atraviesan múltiples tipos de células, cada una con su propia función defensiva. Las células madre crean nuevas células basales si las actuales se destruyen. Los melanocitos producen el pigmento protector conocido como melanina. Las células de Merkel proporcionan información al interpretar las sensaciones del tacto fino. Y las células de Langerhans ayudan a la defensa inmunitaria. Una breve mirada a una situación que a todos nos resulta familiar nos muestra lo que hacen estas células.

Estamos en el lavabo, enjabonándonos las manos por enésima vez en el día. Primero, el jabón entra en contacto con la capa superior de la piel, en la que hay algunas células de Langerhans. Éstas tienen forma de estrella de mar y atrapan con sus brazos dentados cualquier molécula irritante de jabón que pase cerca. Abrazadas a los intrusos, las células de Langerhans nadan río arriba, atravesando las capas espinosa y basal de la epidermis hasta la dermis, y saltan, llevando consigo su carga dañina, hacia el sistema linfático. Aquí, enseguida vuelven a vestir a las moléculas de jabón con un nuevo traje que será fácilmente reconocido por las células T, las cuales, impulsadas a actuar, hacen dos cosas: primero, producen leucocitos, que envuelven y destruyen los antígenos, en este caso las moléculas de jabón; y, en segundo lugar, generan clones, que están preparados para enfrentarse a futuros agresores jabonosos. Cualquier ataque posterior desencadenará inflamación, ese proceso protector que reconocemos como enrojecimiento, dolor e hinchazón después de lavarnos muchas veces las manos.

Pero ¿por dónde íbamos? La epidermis se asienta sobre la gruesa dermis. Su principal componente es el colágeno, esa proteína elástica que mantiene nuestra piel flexible y va desgastándose con la edad. La dermis contiene también otras proteínas, así como agua y una sustancia fundamental que actúa de amortiguador. Y entretejidos en todo ello se encuentran los músculos erec-

133

tores del pelo que nos provocan la piel de gallina, los vasos sanguíneos que ayudan a regular la temperatura, los vasos linfáticos que drenan las infecciones, un montón de células inmunitarias y cerca de un millón de nervios, la mayoría de los cuales se concentran en la cara y las extremidades.

Por último está la membrana basal. Volviendo a mi analogía con el pastel, equivale al relleno entre las dos capas de bizcocho. Su función de unir la piel se ve reforzada por el hecho físico de que la epidermis y la dermis se acoplan formando pequeñas elevaciones. Este diseño ondulado puede observarse en los remolinos de las yemas de los dedos.

A veces hace falta una enfermedad para que la anatomía deje una impresión duradera. La epidermólisis bullosa (EB) ilustra a la perfección cómo, sin las tres capas, nuestra piel está catastróficamente dañada. Como consecuencia de un fallo en el gen que codifica el colágeno VII, una proteína esencial para la arquitectura de la membrana basal, esta afección poco común causa mucho sufrimiento. Basta el contacto físico más leve para que la epidermis se desprenda de la dermis, lo que da lugar a la formación de ampollas por todo el cuerpo. La cicatrización crónica hace que los dedos de las manos y los pies de los pacientes se fusionen en muñones inútiles. Dicen que el dolor es similar al de las quemaduras de tercer grado. La investigación, que consiste en extraer una pequeña muestra de piel afectada, infiltrarla con el gen del colágeno VII correcto y cultivarla en el laboratorio antes de volver a injertarla, ofrece a los pacientes con esta enfermedad incurable una esperanza real. Pero aún se encuentra en una fase inicial.

Hace décadas me pidieron que asistiera a una sesión clínica junto con un grupo de ruidosos estudiantes de Medicina para conocer a un paciente con EB. Ya había empezado cuando llegamos, y su madre le estaba quitando con mucho cuidado los vendajes de todo el cuerpo, un ritual que repetían dos veces al día. Nunca olvidaré el mal rato que pasé cuando el especialista nos empujó a los que estábamos atrás para que nos acercáramos y viéramos bien: la silenciosa resistencia del joven y la dolorosa intimidad del contacto de su madre, quizá el único que conocería jamás.

Pero la vergüenza y la conciencia de lo privilegiada que era al poder ir por el mundo sin pensar en la piel no fueron lo único que me llevé aquel día. También aprendí algo fundamental sobre las enfermedades en general y sobre la piel en particular. Sólo una parte de lo que sufren los pacientes con EB es consecuencia de un error en su anatomía. Sí, el dolor y las ampollas provienen de una membrana basal defectuosa. Pero el resto, las cicatrices y la discapacidad, surgen del intento patológico del cuerpo por compensarlo. En la EB, la piel intenta compensar su fragilidad inherente desarrollando un tejido duro, extremadamente tenso e inflexible. Resulta que es tan indeseable tener una frontera absoluta como no tener ninguna. La piel sana no es una barrera en absoluto, sino una delicada membrana semipermeable. Nuestra parte más suave y vulnerable puede necesitar protección. Pero también tenemos que permanecer abiertos.

Hago girar la llave en la cerradura. Una vez dentro, dejo el bolso y la chapa de identificación del hospital antes de subir las escaleras, rauda como una serpiente. Sé que estarán dormidas, pero no importa. Abro la puerta empujándola con cuidado y oigo el roce suave de la parte inferior sobre la alfombra. Entro sin hacer ruido, cierro la puerta detrás de mí y respiro hondo. La piel de las gemelas. El olor dulce que desprende, mezcla perfecta de pañales y sudor.

La piel, al crecer, es muy frágil. A las cuatro semanas de gestación, tiene el grosor de una sola célula. En el segundo mes, empiezan a formarse las terminaciones nerviosas, seguidas de los primeros mechones de pelo y uñas. La pigmentación se inicia alrededor de los cuatro meses y las glándulas sudoríparas unas semanas más tarde. Incluso después del nacimiento, la piel de un bebé es como una gasa fina: contiene poca agua, la red de vasos sanguíneos es rudimentaria y la concentración de melanina es baja. Con un microbioma inmaduro y un pH menos ácido que el de un adulto, es particularmente vulnerable a las infecciones.

Con tan pocas de sus reservas activas, ¿cómo aislar la tierna piel de un bebé de la aspereza del mundo exterior? La respuesta es el contacto humano. La ciencia demuestra sin ambages lo beneficioso que es para los recién nacidos el contacto de piel con piel, también conocido como método madre canguro. Estabiliza la temperatura, la respiración, la frecuencia cardíaca y la presión arterial, regula los niveles de azúcar en sangre y ayuda a establecer una buena flora cutánea. Y, además de disminuir los berridos y el dolor, fomenta un fuerte vínculo entre el bebé y sus padres. Hace un siglo, Freud hizo hincapié en que las primeras experiencias sensoriales con la propia piel eran fundamentales para el desarrollo de un ego sano. Aunque ya no esté en boga, los psicólogos del desarrollo continúan explorando la importancia psíquica del contacto físico parental temprano. Es como si este abrazo amoroso proporcionara el nivel justo de contención en el que la delicada subjetividad de un niño puede florecer.

Por supuesto, cuando entro en la habitación de mis bebés, no pienso en nada de todo esto. No he venido buscando pruebas, sino porque estoy enganchada. Me inclino sobre sus cunas, primero una y luego la otra, y pego mi piel a la de ellas, tanteando hasta cuánto puedo olerlas, husmearlas, acariciarlas, estrujarlas y besarlas sin despertarlas. Soy como Kevin Kline en *Un pez llamado Wanda* cuando huele la bota de Jamie Lee Curtis. Casi se me nubla la vista de la euforia y, al mismo tiempo, de un alivio extraño. Están vivas. Estoy en casa. Sea cual sea la falta que haya cometido al salir al mundo, al trabajo, todo vuelve a estar como debe.

Si albergo algún pensamiento en el silencioso paraíso de esta pequeña habitación, tiene que ver con el tiempo. Mira cómo crecen. Antes eran como muñecas. A este ritmo, mañana serán adolescentes y yo una anciana. Creced rápido, bebés, y dadme un poco de paz. No crezcáis ni un centímetro más.

Si extendiéramos nuestra piel sobre el césped como la tela de seda de un paracaídas, cubriría más de dos metros cuadrados. ¿Por qué tanta superficie? Para facilitar el paso de dos elementos esenciales: el calor y la luz solar. La primera ley de la termodinámica establece que la energía tiene que ir a alguna parte. La mayor parte de las calorías que consumimos como combustible para las múltiples reacciones fisiológicas que nos mantienen vivos acaba liberándose en forma de calor. Los órganos más calientes son el hígado, el cerebro, el corazón y los músculos, pero todo el calor se distribuye por el cuerpo a través de la sangre y acaba escapando por la piel.

El cuerpo humano es increíblemente eficaz para mantener estable su temperatura central, entre 36,1 y 37,2 °C, para ser exactos. Si hace frío fuera, conservamos el calor temblando y se nos contraen los vasos sanguíneos superficiales para enviar el calor hacia el interior.

Al aumentar la temperatura ambiente, ocurre lo contrario: se nos dilatan los vasos sanguíneos para permitir que el calor salga del cuerpo, principalmente a través de la radiación o la convección. Si hace mucho calor, en especial por encima de 35 °C, la piel recurre a otro truco: las glándulas sudoríparas entran en acción y expulsan gotas de agua que, al evaporarse, nos enfrían.

Al irse el calor, entra el sol. La luz solar ayuda a reducir la presión arterial, así como a mejorar el sueño y el estado de ánimo, pero la necesitamos, ante todo, por la vitamina D. La vitamina D regula el calcio y el fosfato, minerales esenciales para tener los huesos y los dientes sanos. Esto lo saben hasta los niños. Pero también tiene otras funciones, como reforzar nuestro sistema nervioso e inmunológico, los músculos y el cerebro, y ayudar a prevenir la diabetes, la esclerosis múltiple e incluso algunos tipos de cáncer. Parte de esta importante sustancia puede obtenerse de alimentos como el pescado azul, la carne, los huevos y el queso, pero la mayor parte de lo que necesitamos proviene de los rayos ultravioleta que inciden sobre nuestra piel.

En la Facultad de Medicina aprendemos de memoria las tres fases por las que pasa la luz solar hasta convertirse en vitamina D. Los queratinocitos de la epidermis la transforman en colecalciferol, una forma de vitamina D biológicamente inactiva. A continuación, en dos pasos más, el hígado y los riñones producen la 1,25-dihidroxivitamina D, o calcitriol, su forma metabólicamente activa. Pero ahora que nadie me examina de Bioquímica, puedo relajarme y hacerme preguntas. Fijémonos en nuestra piel humana, en cómo todo lo que traspasa su frontera nos muestra a un mismo tiempo nuestra pequeñez y nuestra grandeza. Por un lado, el modo en que generamos calor —al menos, quienes disfrutamos de una vida cómoda— se ha vuelto cada vez más insular. Deambulamos del televisor a la despensa o pedimos comida por Deliveroo, sin ni siquiera estirar el brazo para conseguir el combustible que necesitamos. Sin embargo, nuestra necesidad primordial de luz solar nos obliga a continuar mirando hacia el universo. Puede que queramos encerrarnos en nosotros mismos, pero la verdad es que no podemos sobrevivir sin la ayuda de algo tan lejano que resulta casi abstracto, una estrella una distancia de más de 150 millones de kilómetros.

Las puertas de mis hijos mayores están cerradas. Mi hija ha pintado su nombre en la suya. La de mi hijo es un *collage* de pegatinas para monopatín. No hay ningún círculo rojo de PROHIBIDO EL PASO, pero el mensaje de ambos no podría ser más claro. No entres. Ni te acerques. Por instinto de supervivencia, pienso en la piel adolescente en el sentido más general: la pérdida de su suavidad de melocotón, los nuevos y extraños olores de las glándulas sudoríparas, el aumento de la producción de sebo, la aparición de nuevo vello. El acné vulgar que está a la vuelta de la esquina, o una alergia al metal que puede acompañar la perforación de esos lóbulos perfectos. O tal vez incluso algunas infestaciones de esas que provocan gritos y que ya se vislumbran en el horizonte, junto con malas decisiones sexuales.

Echo de menos la cercanía física que tenía con ellos, que ahora apartan sus cuerpos del mío cuando los abrazo. Pero la falta de información es peor. ¿Qué piensan y qué sienten? ¿Están bien? Si hubiera algún problema y no me contaran nada, ¿me daría cuenta? ¡Escucha! El crujido de las tablas del suelo, unos pies sudorosos que se acercan. Me alejo rápidamente antes de que me pillen espiando, tratando de adivinar algo sobre en quiénes se están convirtiendo.

• • •

El melanoma es el tipo de cáncer de piel más mortal. Se produce cuando una exposición excesiva al sol provoca mutaciones en el ADN de los melanocitos y desarrolla tumores. Es alarmante que en el Reino Unido se duplique cada diez años, más rápido que cualquier otra enfermedad, con la excepción del cáncer de pulmón en las mujeres. Una de las cosas más aterradoras del melanoma es su incidencia en los jóvenes. La edad media de diagnóstico es de cincuenta y siete años, y más de tres cuartas partes de los casos se dan en personas menores de setenta años. La otra es lo vulnerables que somos: basta con uno o dos episodios de quemaduras solares graves en la infancia para duplicar el riesgo de por vida.

He visto a un niño de menos de diez años con un melanoma. He operado a un hombre de veintitantos con uno en la pierna; estaba tan avanzado que, cuando acudió a mi consulta con su madre, ya había perdido todo su pigmento negro y era un tumor grande y húmedo. Y hace poco vino una joven con un bronceado color caoba y dos melanomas distintos, una combinación tóxica obtenida gracias a las pastillas de melanina que había comprado por internet y a las sesiones de cama de rayos UVA. Por desgracia, incluso pacientes como éstos se quedan atónitos al enterarse de que el lunar que admiten que ha ido creciendo y cambiando ante sus propios ojos es cáncer. La piel parece muy alejada de los órganos que impulsan la vida, como el corazón y el cerebro. ¿Cómo es posible, se preguntan, que algo tan superficial sea tan importante? ¿Cómo es posible que lo que parece una mancha superficial tenga el potencial de matarlos?

El melanoma de extensión superficial es el tipo más común. El melanoma lentigo maligno afecta a personas de edad avanzada y suele tardar en desarrollarse. El melanoma lentiginoso acral, de carácter insidioso, aparece en las palmas de las manos y las plantas de los pies. El melanoma nodular es el más grave y aparece como un lunar que puede palparse con el dedo incluso en la oscuridad. Aunque estos tumores varían en cuanto a su agresividad, algunos hacen metástasis en apenas unas semanas, y todos comparten un patrón básico de propagación: se agrandan horizontalmente, antes de extenderse hacia la dermis y, en última instancia, diseminarse a los ganglios linfáticos locales y a órganos distantes. Así que, por si esto anima aunque sea a una sola persona con un lunar sospechoso a acudir a su médico de cabecera, diré lo siguiente: si tienes cualquier marca en la piel que destaque entre las demás, que haya crecido, cambiado de color o adquirido una apariencia extraña, por favor, ve a que te la revise un médico. Podría salvarte la vida.

Ahora se entiende por qué los dermatólogos se acaloran tanto. Conozco a uno que dice que cada fotón de luz representa una amenaza para la salud y que el único protector solar seguro es una casa. Pero se trata de una opinión extrema. La mayoría de los cánceres de piel pueden evitarse con un enfoque equilibrado y una exposición al sol razonable. Y, afortunadamente, la gran mayoría no son melanomas.

A veces, a la gente le sorprende saber que los dermatólogos reciben la misma formación médica intensiva que los demás médicos. La industria cosmética ha llegado a apropiarse de la piel de tal modo que tendemos a verla más como un espacio para la mejora obsesiva de la imagen personal que como un órgano vital para la supervivencia. Pero ella es el punto de encuentro entre nuestro yo más profundo y el mundo exterior. Como un lienzo, guarda la huella de todo tipo de problemas.

No hay letreros que señalicen el Centro de Internamiento Migratorio de Colnbrook. Después de dar varias vueltas por las rotondas cercanas a Heathrow, reduzco la velocidad para pedir indicaciones a un par de jóvenes que trabajan en la carretera, y entonces lo veo: un bloque anodino rodeado de una alta valla con alambre de púas en la parte superior.

La recepción es pequeña y poco acogedora, y está casi vacía. Sólo hay una máquina de agua, un cartel gastado que advierte sobre sanciones por contrabando y una placa de una empresa de seguridad, una de las varias que no cuentan con la dudosa distinción de ser estatales. Por una ventanilla, el recepcionista me pide la tarjeta del Servicio Nacional de Salud (NHS) y comprueba algo en la pantalla. Luego me indica una puerta, al otro lado de la cual espera la médica de cabecera a quien voy a acompañar hoy.

Recorremos pasillos, nos abren puertas y, por fin, nos hacen pasar a una salita con una ventana enrejada, una mesa y sillas. Nos sentamos de espaldas a la puerta, frente a un asiento vacío. La doctora le pide al guarda de seguridad que salga y saca de su bolso un cuaderno y un lápiz, una regla, una cinta métrica y una pequeña cámara. Lo deja todo en la mesa.

Me miro las manos a la luz tenue, el anillo de boda, la piel que asoma del puño de la camisa, y por primera vez comprendo cuánto expresa esta diminuta instantánea de mi cuerpo sobre el lugar privilegiado que ocupo en el mundo. Imagino todas las fronteras internas que alberga, el epitelio que mantiene los músculos, los huesos y los vasos sanguíneos en su sitio, las membranas

142

que separan no sólo los órganos vitales, sino también las células de las que están hechos, los bordes cada vez más reducidos que dividen las células en moléculas, las moléculas en átomos y los átomos en las partículas subatómicas que componen todo el universo.

Luego miro hacia fuera e imagino las fronteras que se encuentran más allá de los límites de mi propio ser, los estrechos límites que cruzo en una semana normal, los umbrales de mi casa, entre la casa y el jardín, entre una habitación espaciosa y otra. Los pequeños espacios que cruzo para tocar a mis seres queridos, a mis hijos, a mis hermanos, a mis padres, a mi marido. Los recorridos familiares por el barrio hasta una cafetería, el supermercado, el colegio de mis hijos. El trayecto por las afueras de Londres, en un coche con la calefacción puesta, hasta un hospital general seguro; entrar en el quirófano y salir, y volver a casa. Soy una doctora blanca de clase media y puedo ir a donde quiera.

No sé mucho sobre el hombre al que estamos a punto de conocer. Sólo que la piel ha tenido que defenderlo de agresiones peores de las que yo he conocido jamás. El viaje que ha hecho ha sido difícil y peligroso. Ha recorrido países y cruzado muchas fronteras para llegar aquí, sabiendo con certeza que no escaparía, que se convertiría en una de las 30.000 personas a las que cada año detienen de forma indefinida en nuestro país, en un lugar que parece una prisión, a la espera de que se tramite su solicitud de asilo o las envíen de vuelta a su tierra. La historia que nos contará es de trauma, tortura y huida. Pero al entrar en la sala, con un intérprete a un lado y un guardia al otro, sabe muy bien que su relato por sí solo no será suficiente, que las palabras son símbolos endebles en esta lucha por la libertad.

Lo único que podría salvarlo es la historia gráfica que lleva escrita en la piel. Mediremos y definiremos sus cicatrices, y daremos nuestra opinión médica sobre si lo que él ha descrito es clínicamente plausible, si el mecanismo de acción que describe concuerda con el preciso estado de curación, y la forma, la profundidad y el patrón de cada lesión dérmica. Entra en la sala y la doctora se vuelve y le tiende la mano. Quizá las marcas que oculta su ropa sean lo suficientemente graves para ayudarnos a redactar un informe que se sostenga ante un tribunal. Quizá haya una oportunidad de curación. Y quizá, algún día, pueda empezar a disfrutar de lo que yo he dado por sentado toda mi vida: la agradable sensación de vivir en paz en mi propia piel.

Por la ventana de la cocina, veo a mis padres al fondo del jardín. En la tarde de tonos ámbar, mi madre está leyendo en su tumbona favorita, cuyas rayas, antes de colores vibrantes, ahora están descoloridas. Puedo distinguir las cicatrices en cada espinilla de la reciente operación que le hicieron para extirparle un par de cánceres de piel menores. A pocos metros, mi padre se inclina para inspeccionar sus colmenas y se yergue de nuevo, vuelto hacia mí. Desde aquí, poco parece delatar sus ochenta años o todo lo que ha vivido. Sin encorvarse, sin calvicie, todavía fuerte, podría pasar por sesenta. El único estigma de su edad se esconde bajo la ropa, en una epidermis que contradice su aspecto juvenil. Una predisposición genética a producir en exceso factores de crecimiento en la piel, que son sensibles incluso a la fricción diaria de la ropa y las toallas, ha culminado en un mapa de senescencia. Cientos de queratosis seborreicas benignas pueblan su tronco esbelto. Algunas son pequeñas y pálidas como pecas, mientras que otras, del tamaño de una moneda de diez peniques, tienen la textura oscura de la piel de un rinoceronte. En los espacios

144

intermedios, diminutos hemangiomas de color carmesí, las llamadas manchas de Campbell de Morgan, le salpican la piel, como si sus nietos lo hubieran perseguido, salpicándolo con la pintura roja de las puntas de sus pinceles.

En caso de duda, extirpar. Se han producido grandes avances en el tratamiento médico del melanoma, con inmunoterapias dirigidas a mutaciones genéticas específicas y vectores virales que se utilizan para destruir las células tumorales. Gracias a ellos, se ha prolongado de manera considerable la esperanza de vida de quienes padecen la enfermedad en estado avanzado. Pero el pilar del tratamiento sigue siendo la cirugía. De ahí que cada semana ocupe mi puesto en un pequeño quirófano contiguo a la consulta mientras mis colegas dermatólogos examinan minuciosamente con sus dermatoscopios las lesiones cutáneas sospechosas y derivan aquellas que parecen malignas para una biopsia o extirpación inmediata.

No se trata sólo de extirpar lo antes posible el cáncer del cuerpo, sino de proporcionar al patólogo una muestra de tejido. El potencial peligroso de un lunar se determina con un instrumento llamado micrómetro ocular que mide el grosor de Breslow, que corresponde a la distancia vertical desde la capa granular de la epidermis hasta el punto más profundo del tumor. Si se detecta un melanoma antes de que alcance un milímetro de profundidad, el pronóstico es muy bueno. Cuando ha avanzado más, se realiza una biopsia del ganglio centinela: se inyecta un tinte en las inmediaciones del lunar para que el ganglio linfático más cercano se ilumine, y a continuación se le realiza una biopsia para averiguar si el melanoma se ha extendido.

Pese a mi especialización en otorrinolaringología, hoy por hoy casi todo el tiempo que paso en el quirófano lo dedico a cirugías de cáncer de piel. Los melanomas pueden ser los tumores más graves, pero hay otros tipos que son más grandes y más difíciles de extirpar quirúrgicamente. Los carcinomas de células escamosas se producen cuando la luz solar provoca una mutación en el gen de supresión tumoral p53. Los queratinocitos empiezan entonces a producir queratina de forma descontrolada y los tumores resultantes pueden llegar a tener muchos centímetros de diámetro, sobresaliendo de la piel como un volcán o adquiriendo incluso el aspecto de un volcán en erupción. También pueden extenderse por todo el cuerpo. Los carcinomas basocelulares, llamados históricamente úlceras de roedor por su aspecto roído, como si una rata hambrienta las hubiera mordido, son los cánceres de piel más comunes de todos. No se propagan, pero a menudo aparecen en la cara, lo que puede dificultar la cirugía.

Hay que tener cuidado y no mostrar demasiado entusiasmo cuando se tiene un bisturí en la mano. Extirpar cánceres de piel no es una cirugía muy emocionante que se diga. Desde luego, no es lo que soñaba cuando estaba de prácticas. Pero, año tras año, sigo disfrutando con ello. En parte, porque tratar el cáncer me parece fundamental. Por pequeña que sea la incisión, siempre se busca salvar una vida. El resto de la gratificación proviene de la destreza que requiere la cirugía en sí. En casi todo el cuerpo, cuando se extirpa un lunar, el agujero resultante, o lo que llamamos defecto quirúrgico, se cierra con una sola línea recta. Pero lo mejor es operar la cara. Ahí es donde hace falta verdadera habilidad para obtener un buen resultado estético. Es más fácil en los pacientes de edad avanzada porque tienen la piel más suelta y se puede jugar con ella. El cuello, las mejillas y las sienes también son bastante indulgentes. Si se practica un corte en los labios, es esencial alinear perfectamente los bordes al coserlos. Debajo de los ojos, hay que practicar la incisión con la inclinación adecuada para evitar la caída del párpado conocida como ectropión. La nariz duele mucho al inyectarla y hay que tener en cuenta sus subunidades estéticas, que son las pequeñas zonas en las que nunca hay que aplicar el bisturí si se quiere que el resultado sea estético. Operar la oreja sería emocionante si no fuera por lo mucho que sangra.

Una de mis operaciones preferidas es la «escisión en cuña de la oreja». Primero se traza un triángulo alrededor de la lesión cancerosa, como una porción de pizza: imaginemos que la corteza de dicha porción es el borde de la oreja, y el extremo blando y rojizo, el lóbulo. A continuación, con dos cortes nítidos efectuados con unas tijeras fuertes de hoja recta, se extrae la porción donde está incrustado el cáncer. Una vez detenida la hemorragia, se unen los dos lados y se suturan la parte posterior y la delantera de la oreja, de tal modo que todas las partes rizadas del pabellón auricular coincidan entre sí. De manera sorprendente, se puede extirpar un trozo bastante grande y, aunque la oreja parece un poco más corta, no pierde para nada su forma.

También resulta satisfactorio plantearse qué hacer cuando, al extirpar un cáncer de la cara, se deja un agujero demasiado grande para cerrarlo juntando simplemente los bordes. En esos casos hay que echar mano de la creatividad y remendarlo con un injerto de piel o algo llamado colgajo. Los injertos de piel para cubrir estos orificios suelen tomarse de detrás de la oreja o de encima de la clavícula. Se extrae un parche que llega hasta la dermis, pero con la menor cantidad de grasa posible, y se fija en su nueva posición con pequeños puntos de sutura. Cuando se retiran los puntos, el injerto debería tener un bonito color rosado, después de haber recibido el nuevo suministro de sangre.

Los colgajos son fragmentos de piel que se trasladan de una posición a otra de la cara. Hay uno muy bueno, llamado colgajo bilobulado por su parecido con un trébol de tres hojas, que es útil para reconstruir defectos en la nariz, y otro llamado colgajo de avance, que tiene la forma de la letra H y se utiliza sobre todo tras la extirpación de un tumor en la frente. Suele haber un momento en el que el paciente tiene la cara abierta y sangrando, y no se sabe muy bien cómo va a quedar. El resultado final es como colocar la última pieza de un rompecabezas de madera: una sensación muy satisfactoria. Y puede ser muy estético.

Mientras mi marido y yo nos cepillamos los dientes, uno al lado del otro, podríamos pasar por un muestrario de la piel de la mediana edad, con todas sus patologías. Aunque sigue siendo resueltamente atractivo, él tiene la epidermis muy castigada tras seis décadas de vida, muchas de ellas bajo el sol australiano. El vello le crece rebelde por los hombros. Debajo de la toalla, su ancha espalda, blanca como una funda de almohada, parece pertenecer a otra persona. Un verdadero caos de daños solares, lentigos y nevos de distintos tonos forma países y continentes, con una superficie tan irregular como un mapa topográfico. No es el único. A los sesenta años, todos podemos esperar experimentar la degeneración del colágeno y la elastina en la dermis, así como cambios hormonales que nos provocarán atrofia. Aparecerán la flacidez y las arrugas profundas. El fotodaño se manifestará como elastosis y manchas de la edad. Las uñas crecerán más despacio, el pelo se volverá más fino y gris debido a la disminución de los melanocitos en el bulbo piloso y la vaina radicular externa. Con esa bonita mezcla de autoestima y falta de ella, tan propia de los hombres, a mi marido no le afecta en lo más mínimo. Tiene la mente en otra parte. Ni siquiera se ve a sí mismo.

En cuanto a mí, cada día observo nuevos signos de decrepitud. Cuando dejo de correr, mis carnes tardan un par de segundos en asentarse, como si persiguieran al resto de mi cuerpo. Todas las partes que antes eran firmes ahora cuelgan varios centímetros más abajo, y tengo las mejillas surcadas de profundas arrugas. ¿Me siento compungida por ello? Tal vez un poco. Pero, sobre todo, me pregunto por qué los que tenemos la suerte de tener una piel funcional, que hace un gran trabajo, nos preocupamos tanto sólo porque está envejeciendo, cuando hay miles de afecciones cutáneas dolorosas, supurantes, pruriginosas, exudativas, purulentas, desfigurantes e incluso mortales.

Ahora bien, ¿quién soy yo para sermonear? Cuento a las personas cuya piel está dentro de mi ámbito de cuidados inmediatos, no sólo mis pacientes, sino también mi familia. Mis padres, de piel aterciopelada, cuyos amigos han muerto o se están muriendo. Mi marido, de piel áspera, que me abre el camino hacia la vejez, iluminándolo justo por delante de mí. Mis hijos adolescentes, cuyos dramas cutáneos me recuerdan los espléndidos desenfrenos de mi propia juventud, aún vivos en la memoria aunque lejanos. La exquisita piel de mis gemelas, que me recuerda cómo eran mis hijos mayores. ¡Qué lujo es este gran mapa epidérmico en cuyo centro me encuentro! Pero la piel también es una interfaz. Me separa del mundo exterior, y al mismo tiempo es la membrana a través de la cual lo experimento. La piel ayuda a mantener la distancia, aunque también invita al acercamiento y al contacto.

11 de enero de 2024

Hola. Hace unas semanas me llamó el profesor A. para decirme que se había observado un empeoramiento significativo en mi ecografía, por lo que mi caso debía ser abordado con urgencia por el equipo multidisciplinar. Por favor, ¿podrían indicarme si ya lo han hecho o cuándo lo harán? Estoy impaciente por saber qué cambios se han producido y cuál será el tratamiento.

Hola. Me temo que hay una larga lista de pacientes en espera. Su caso se abordará en las próximas 6-8 semanas. Una vez analizado, un miembro del equipo la llamará para comunicarle el resultado y también recibirá una carta. Le deseamos lo mejor.

¿Podría enviarme una copia del informe de mi última ecografía mientras tanto?

Me temo que aún no se ha revisado y subido al sistema.

El pecho

Es posible que nunca hayamos pensado en los pechos como órganos. Tal vez sea su posición externa lo que nos desconcierta, esa manera de proyectarse hacia el mundo y, al mismo tiempo, hacia el ámbito más privado de lo biológico. O tal vez simplemente no nos parecen tan interesantes.

Lo entiendo. Las típicas mamas adultas, antes de la gestación, son bastante rudimentarias. Formadas por un cuerpo cónico y una cola axilar, cada una se compone de poco más de quince o veinte lóbulos glandulares dispuestos en un fondo de tejido adiposo. Estos lóbulos, semejantes a racimos de uvas y llenos de diminutos alvéolos donde se produce la leche, drenan su contenido a una red de conductos que finalmente desembocan en el pezón. El pezón y la areola están reforzados por un músculo contráctil, y esta última está salpicada de glándulas llamadas tubérculos de Montgomery. Las mamas reciben irrigación de ramas de la arteria axilar, de la arteria torácica interna y de las arterias intercostales, y el drenaje venoso se realiza hacia las venas correspondientes. La linfa fluye hacia los ganglios axilares y la inervación de la mama proviene de los nervios intercostales del cuarto al sexto. Y cabría pensar que ahí está todo lo que hay que saber sobre este órgano, resumido en un solo párrafo.

Pero no es así. Al fijar las mamas como si fueran mariposas, congelando un instante de su vida, la anatomía se pierde lo más interesante. Ya tendríamos que saberlo. A principios del siglo xix, Astley Cooper, médico del rey Jorge IV y de la reina Victoria, diseccionó cientos de pechos de cadáveres de distintas edades, a los que inyectó cera coloreada y mercurio en sus complejos sistemas ductales para crear lo que podríamos llamar galactogramas cristalinos, tan bonitos como instructivos, que mostraban de manera exquisita la diversidad estructural de este órgano. Si a menudo me preocupa el número tan elevado de puntos de referencia del cuerpo femenino que llevan nombres de varones, a este tenaz explorador de los ligamentos suspensores que atraviesan el tejido mamario como cables de soporte y dan a los pechos su firmeza juvenil no le reprocho nada, pues nadie ha hecho tanto por dar vida a las distintas etapas por las que pasan estos órganos a lo largo de nuestra existencia. Repasemos algunas de ellas.

Los pechos aparecen en el útero. A las seis semanas de gestación, se han formado líneas de leche que corren paralelas a cada lado del torso, desde el cuello hasta la ingle. Otros mamíferos desarrollan múltiples pares de pezones a lo largo de estas líneas, pero los seres humanos suelen tener sólo dos.

En los niños, los pechos se mantienen inactivos gracias a la testosterona circulante. En cambio, cuando nace una niña, ya tiene una intricada red de conductos y lóbulos en el tejido de debajo del pezón. En ocasiones, los pechos de las recién nacidas incluso producen un poco de leche al nacer en respuesta al estrógeno materno, un fenómeno que, en la arraigada tradición de demonizar a las mujeres por su biología, se conoce como leche de bruja.

En cualquier caso, por norma, los pechos suelen pasar inadvertidos hasta la pubertad, cuando un repunte de estrógenos desencadena esa inquietante etapa Lolita en la vida de una niña marcada por la aparición de los brotes mamarios, el primer indicio de que los conductos y lóbulos inmaduros empiezan a desarrollarse. La progesterona entra en escena después, aumentando el tamaño de los pechos en torno a un 13 % antes de cada menstruación, una voluptuosidad que se conserva parcialmente conforme transcurre cada mes. Así, el nuevo tejido mamario sigue acumulándose durante mucho más tiempo de lo que cabría esperarse, no sólo durante la adultez temprana, sino hasta que la mujer alcanza más o menos los treinta y cinco años.

La pubertad se está adelantando cada vez más en el mundo occidental, un dato preocupante porque el riesgo de que una mujer contraiga cáncer de mama parece estar relacionado con la cantidad de estrógeno a la que está expuesta a lo largo de su vida. Lo que no queda claro es por qué. ¿Se debe al simple hecho de que nuestras niñas son más gorditas que antes? El tejido adiposo a veces recibe el nombre de tercer ovario porque contiene una enzima llamada aromatasa que convierte el colesterol en estrógenos. También podría intervenir una hormona llamada leptina, que se produce en las células grasas, ya que es necesario que se haya acumulado una cierta cantidad para que empiece la pubertad, y este umbral se alcanza antes en las niñas con sobrepeso. O tal vez se trate de algo completamente distinto. ¿Estamos exponiendo a nuestros hijos a demasiadas sustancias químicas nocivas, algunas de las cuales se adhieren a los receptores de estrógeno de los senos y desencadenan un desarrollo precoz?

Sea cual sea la respuesta, la pubertad no es ni por asomo la función principal de los pechos. Son el único órgano del cuerpo que no llega a la madurez de forma automática con la edad adulta, sino que se necesitan circunstancias especiales para alcanzar su pleno desarrollo. En 1758 Linneo acuñó el término «mamíferos» para agrupar a todos los animales que amamantan a sus crías. Pero esta etiqueta hace mucho más que aplaudir una actividad común de crianza: pone el foco en el órgano que se encarga de la alimentación.

La mama lactante es una supermama. Y la manera en que se prepara para ello es una auténtica proeza fisiológica. Hacia el final del embarazo, el lactógeno placentario agranda el pezón y la areola, transformándolos en una señal irresistible para el bebé. La progesterona mantiene bajo control todo el aparato productor de leche antes del parto, pero sus niveles caen en picado en cuanto se expulsa la placenta, lo que da el pistoletazo de salida: la prolactina empieza entonces a liberarse en pulsos aproximadamente cada hora a través del torrente sanguíneo, mientras que otras hormonas movilizan todos los ingredientes necesarios para la producción de leche, desde la sangre de la madre hasta las unidades productoras de leche de la mama, los alvéolos. En esta fase, el peso de las mamas se duplica.

La señal definitiva llega cuando el recién nacido llora o busca el pezón. En este momento, la oxitocina provoca la bajada de la leche, esa curiosa sensación de hormigueo casi sexual que se experimenta justo antes de que los músculos de la mama liberen un chorro de leche en la boca del bebé. De los modestos 25 a 50 mililitros de calostro que se producen en los primeros días tras el nacimiento, el suministro de leche madura se dispara hasta alcanzar unos 800 mililitros al día hacia los seis meses. Las madres de gemelos producimos el doble de esta cantidad —yo tenía barritas de Cadbury's Fruit and Nut en la mesilla para cuando amamantaba a las mías en mitad de la noche— y las mujeres delgadas producen en torno a un 15 % más de leche que sus amigas corpulentas, para compensar el contenido relativamente bajo en grasas de su producción. No es de extrañar que la lactancia materna resulte tan agotadora. Cada litro, de alta densidad energética, aporta 750 kilocalorías al bebé en crecimiento, y producirlo consume el 30 % del gasto metabólico de la madre, el equivalente a caminar 11 kilómetros al día.

La fisiología es fascinante y estimulante, y no teme abordar el cuerpo humano como una entidad viva que respira. Entonces, ¿por qué la anatomía, en comparación, parece tan petrificada? De todas las materias que se enseñan a los estudiantes de Medicina en su camino para convertirse en médicos, ¿por qué sólo ésta parece escapar a todo escrutinio, con sus lecciones grabadas en piedra?

Por un lado, la respuesta está en el término mismo. Del griego *tomia*, «cortar», y *ana*, «arriba», la anatomía siempre se ha equiparado con la disección. Puede que esta ciencia floreciera en los lugares y las épocas en los que se fomentaba la disección, como en la Alejandría del siglo III a. C., cuando los médicos griegos Herófilo y Erasístrato hicieron grandes avances al diseccionar los cuerpos de criminales ejecutados. Pero también ha habido largos períodos de inactividad, en los que una combinación de leyes, creencias religiosas y tabúes sociales conspiraron para acabar con esta práctica. El período de estancamiento más largo fue la Edad Media, cuando los estudiosos del cuerpo dependían por completo de las medias verdades transmitidas en libros escritos por predecesores suyos como Aristóteles y Galeno para su educación anatómica.

Pero exponer algo no garantiza su veracidad. Cuando en 1231 Federico II dio el paso radical de restituir la práctica de la disección humana como parte esencial de la formación médica, liberando a los jóvenes estudiantes, ávidos por trabajar con cadáveres auténticos tras mil cuatrocientos años de prohibición, puede que estuviera haciendo historia. Sin embargo, la forma en que se organizaban estos eventos bianuales chocaba con el espíritu de una investigación genuina. Un prosector, con frecuencia el barbero local, se encargaba de practicar la incisión. Junto a él se situaba otro compinche llamado ostensor, cuya única función era señalar la parte del cuerpo que se estaba describiendo. El único de los presentes que tenía algún conocimiento era el lector, pero, gracias a su estatus privilegiado, se mantenía a una distancia segura de la maloliente realidad del cadáver, demasiado lejos para ver de verdad lo que describía, leyendo de un libro probablemente escrito por Galeno. Era como si, aun teniendo carne fresca frente a ellos, no lograran sacudirse el estilo pasivo de aprendizaje con el que se habían formado. El propósito de esas sesiones formales, que me recuerdan a la educación anatómica que yo recibí, no era desafiar el *statu quo* ni descubrir cosas nuevas, sino consagrar e inculcar los supuestos hechos ya establecidos.

La disección siguió extendiéndose por las universidades europeas durante los siglos XIII y XIV. Pero lo que marcó realmente el punto de inflexión entre la vieja casuística y la irrupción de nuevos conocimientos, en mi opinión, no fue tanto el escrutinio científico como el acto de abrir el cuerpo humano a un público nuevo por completo, cuyos ojos, por inexpertos, eran capaces de ver con nitidez. A partir de mediados del siglo XV, artistas renacentistas como los hermanos Pollaiuolo, Da Vinci y Miguel Ángel, deseosos de perfeccionar sus representaciones creativas del cuerpo humano, empezaron a realizar sus propias disecciones. La cultura visual de pinturas, esculturas y libros lujosos que surgió a raíz de este interés pronto se transformó en folletos producidos en masa y en modelos anatómicos, llamados *écorchés*, que se difundieron ampliamente y, durante los siguientes cien años, el interés común por la anatomía aumentó hasta tal punto que las disecciones se realizaban con frecuencia en público, en iglesias y en grandes teatros anatómicos de Padua, Bolonia, Leiden y París. La frase «*nosce te ipsum*» —«conócete a ti mismo»—, que se encontraba en todas partes, grabada en ilustraciones y frontispicios de libros, y tallada en las paredes de los anfiteatros anatómicos, capturaba el espíritu de la época. Cuando Andrés Vesalio apareció en el siglo xvi con su clara declaración de intenciones de que cualquier médico que quisiera aprender anatomía debía estar dispuesto a diseccionar y explorar personalmente el cuerpo, los antiguos métodos de aprendizaje memorístico ya estaban casi obsoletos. Su libro *De humani corporis fabrica*, publicado en 1543, es famoso por demostrar que gran parte de la anatomía en la que los eruditos habían creído durante generaciones estaba equivocada. Pero no sólo era radical en su contenido. Publicado apenas veinticuatro años después de la muerte de Da Vinci, fue el primer texto médico que contaba con ilustraciones muy precisas del cuerpo humano. La ciencia se había transformado para siempre, gracias al interés del público y las artes.

¡Que el arte vuelva a venir al rescate! ¿Y qué mejor manera de volver al aquí y al ahora, de sacudirme las limitaciones de una educación anatómica demasiado rígida, que ir a ver cuadros a la National Gallery? ¿Puede haber una protesta más alegre contra la representación castrada que me mira desde mi libro de texto, con ese aburrido diagrama en blanco y negro de un pecho pasivo, con un muñón de brazo levantado para mostrar la cola axilar y los ganglios linfáticos, y una sección cortada como un trozo de tarta que deja al descubierto la red de conductos internos?

Mientras el autobús traquetea colina abajo hacia el río, saco el móvil y busco en Google «el pecho en el arte» y aparece el siguiente *collage*. Los artefactos de mujeres con pechos gigantes se remontan a la Edad de Piedra. La fantasía de la mujer con múltiples pechos destaca en el arte indio temprano y también en las estatuas de Artemisa de Éfeso del siglo ii d. C. Los griegos preferían adorar el falo, asociando el pecho con las feroces amazonas. El catolicismo suprimió las imágenes de pechos durante gran parte de la Edad Media, pero en el Renacimiento, la imagen de la Virgen amamantando al niño Jesús se volvió ineludible. El pecho erótico irrumpió en el siglo xv con un retrato de Agnès Sorel, la amante de Carlos VII. En el siglo xviii aparecieron las primeras representaciones del pecho en el ámbito doméstico, en un momento en que tanto la profesión médica como el Estado coincidían en la importancia de la lactancia materna. El arte de la Revolución francesa a menudo presentaba el pecho como símbolo de libertad, mientras que la tendencia a ver este órgano como un objeto sexual ha seguido ganando terreno en el arte desde el siglo xix hasta la actualidad.

Estos hechos refuerzan lo que ya pensaba. La lactancia tal vez sea la función más importante de los pechos, pero ésa no es la razón por la que atraen miradas. ¿Qué mujer no ha escuchado alguna vez los gritos de «¡Venga, enseña esas tetas!». Somos, antes que nada, objetos sexuales. En algunas partes de África y el Pacífico Sur, las mujeres pueden pasear con los pechos al aire sin que nadie las moleste, pero esto no es así en nuestra cultura. Enséñanos tus melones, tus tetorras, tus domingas. En público, una chica apenas puede pensar con claridad por la atención no deseada que reciben sus pechos. Mira qué par de globos, de peras, de lolas. Logran que se sienta insignificante cada vez que pone un pie fuera de casa. Si a este abusivo escrutinio diario le sumamos el bombardeo constante de pechos artificialmente perfectos que nos imponen los medios de comunicación, ¿es de extrañar que tantas mujeres jóvenes crezcan paranoicas con el aspecto de su cuerpo, buscando la perfección en un ideal tipo Barbie que sólo se da de forma natural en una de cada 100.000 mujeres?

Según un artículo publicado en 2011 en *The New York Times*, cada año se gasta en todo el mundo la friolera de 820 millones de dólares en implantes mamarios. La primera operación de este tipo la realizó en 1895 un alemán llamado Czerny, que extirpó un tumor de tejido adiposo de la parte baja de la espalda de una mujer y se lo colocó en el pecho. Acto seguido se llevaron a cabo todo tipo de experimentos espantosos con sustancias tan diversas como vidrio, marfil, cartílago de buey y parafina, teflón y plexiglás, pero no fue hasta la aparición de la silicona cuando se popularizó la cirugía estética de aumento de pecho tal y como la conocemos hoy día. En los años posteriores a la Segunda Guerra Mundial, este material revolucionó de forma asombrosa la fabricación de material médico como catéteres, estents y bolsas de sangre. Luego, un cirujano plástico texano llamado Thomas Cronin tuvo una revelación escalofriante. Mientras disfrutaba de la sensación de tener una bolsa de sangre en las manos, se encontró soñando con cosas más grandes y mejores. Así, en 1962, cuando una mujer llamada Timmie Jean Lindsey acudió sin sospechar nada al hospital para quitarse un tatuaje, Cronin la persuadió para que se convirtiera en su primera conejillo de Indias de implantes mamarios, a cambio de corregirle las orejas, y de este modo quedó entronizado el falso dios de los pechos de silicona.

Yo solía tener pánico a las ciencias. Crecí tan segura de que se me daban mal como de que era una niña. Tras años de formación médica, a pesar de haber aprobado un montón de exámenes y haber adquirido muchas habilidades, aún seguía preocupada. ¿Alguna vez lograría ponerme al día? ¿Era realmente posible ser médico sin más ayuda que un cerebro blando y amante de las artes? Qué sarta de tonterías. Ahora sé que las ciencias buscan las mismas verdades que el arte. La física es un idioma, al igual que el francés. La química puede ser difícil, pero no más que la filosofía. La línea que separa las dos disciplinas es tan absurda como el traje nuevo del emperador. A un niño no se le pueden dar mal las ciencias, del mismo modo que no se le puede dar mal la vida. Había estado años perdiéndome algo.

La fisiología es el cuerpo en acción. Me encanta esta ciencia porque, a diferencia de la anatomía, no nos restriega sus verdades en la cara, sino que prefiere indagar con delicadeza en por qué los sistemas biológicos tienen las estructuras que tienen. Da vida a nuestra comprensión de los órganos humanos, describiendo no sólo de qué están hechos, sino para qué sirven. En el caso de los pechos, esto es espectacular.

Las mamas convierten la sangre en leche. En realidad, transforman como por arte de magia un fluido corporal vital en otro. Pensemos en lo diferentes que son: la sangre, rojo burdeos, recién extraída por el médico en un tubo; la leche, blanca, en el biberón de un bebé. En esencia, esto ocurre porque los componentes básicos de la sangre de la madre atraviesan la pared de sus finos capilares y los alvéolos los absorben y transforman en leche. Pero al resumirlo así se pierde lo más interesante. La belleza está en los detalles.

Fijémonos en la superficie hermosamente curvada del pecho. Incluso los tubérculos de Montgomery que salpican la areola tienen una función. La sabiduría popular decía que eran glándulas sebáceas que lubricaban los pezones para evitar que se agrietaran durante la lactancia. Ahora está claro que algunos producen pequeñas cantidades de leche. Hay más tubérculos de este tipo en la zona lateral superior de la areola, hacia donde se dirige la nariz del bebé cuando mama, lo que sugiere que también pueden funcionar como órganos olfativos. Se cree que cuantos más tubérculos tenga una mujer, más fácil le resulta al bebé prenderse al pecho.

Pero la verdadera acción tiene lugar en lo más profundo del pecho. Internémonos por uno de los orificios del pezón y recorramos un conducto lácteo. Sigamos avanzando por conductos cada vez más pequeños, hasta que, ¡zas!, estamos dentro de un alvéolo. Esta unidad productora de leche consiste en un círculo de células secretoras, envuelto en una capa de músculo, un hallazgo realizado por mi viejo amigo Astley Cooper. Imaginémonos este círculo como un anillo de boda colocado en un dedo. El lado de las células que están en contacto con el dedo se conoce como ápice o superficie apical. El lado de las células expuestas al aire se conoce como superficie basolateral. El dedo representa el conducto de drenaje y el aire es el espacio extracelular, por el que discurren los capilares maternos.

La primera sustancia que la mama empieza a producir después del parto es el calostro. Esto requiere que las uniones entre las células del anillo alveolar se mantengan lo bastante permeables para permitir el paso de diversos solutos, como sodio, potasio y cloruro, proteínas y sustancias inmunitarias, y betacaroteno, que da al calostro su llamativo color amarillo. Lo que este aperitivo para bebés casi no tiene son grasas y carbohidratos. A los pocos días de vida del bebé, esas uniones intercelulares se estrechan y empieza la producción de leche madura, un elixir rico y complejo cuya amplia gama de componentes sólo puedo mencionar aquí de pasada.

Cada uno de los elementos nutricionales de la leche materna tiene una composición diferente y se elabora desde cero. Tomemos la lactosa. Se trata del principal carbohidrato de la leche y no sólo desarrolla el cerebro del bebé, sino que también actúa por ósmosis para atraer agua y minerales hacia las células alveolares. En su fabricación se dan varios pasos. En primer lugar, la glucosa entra en la membrana basolateral de las células alveolares desde la sangre materna. Parte de ella se convierte en galactosa. Acto seguido, en una región de la célula llamada aparato de Golgi, la glucosa y la galactosa reaccionan químicamente para formar lactosa. Una madre lactante, esté bien alimentada o no, es capaz de producir este importante azúcar.

Las proteínas también deben sintetizarse de manera especial. Sus dos componentes principales son la caseína y el suero. La sangre materna transporta los aminoácidos y se captan a través de la membrana basolateral. Mientras tanto, el núcleo de la célula alveolar elabora, a partir de algo llamado ARNm, una especie de plantilla que indica a los aminoácidos cómo ensamblarse para formar las proteínas que necesita el bebé.

Nada aporta más calorías al niño en crecimiento que la grasa. Aquí, los ácidos grasos y el glicerol los transporta la sangre materna y los captan las células alveolares. Luego viajan a otro lugar de nombre exótico, el retículo endoplásmico, donde se empaquetan en forma de triglicéridos. Después, a medida que avanzan hacia el conductillo de drenaje, cada glóbulo de grasa se envuelve en un fragmento de membrana celular, como si se tratara de un trozo de film transparente, para evitar que se fusionen.

Si una madre tiene la suerte de estar bien alimentada, las grasas de la leche provienen de su dieta, pero incluso cuando no es así, las reservas de grasa de su propio cuerpo se movilizan para proporcionar alimento a su bebé. El alvéolo modifica la concentración de grasa a lo largo de una misma toma, de modo que la leche final contiene más grasa que la inicial. Los niveles de grasa en la leche materna también fluctúan a lo largo del día, cayendo a su nivel más bajo por la noche y su punto máximo a media y última hora de la tarde.

Mi autobús dobla la esquina del Embankment, y el piso superior se ilumina con destellos verdes mientras traqueteamos entre los árboles, rumbo a Trafalgar Square. Pienso en el gimnasio pijo que hay cerca, al que solía ir cuando me importaba más el aspecto físico que ahora, las mujeres tipo muñeca que había en el vestuario, pegadas al espejo, con el pubis rasurado, los pechos rígidos y la cara cerosa. Vuelvo la mirada a la pantalla de mi teléfono. A lo largo de los años he visto muchas representaciones de la Virgen Lactante, la joven María completamente erguida, con un pecho pálido liberado de la tirante banda de su corpiño para amamantar a su hijo. Incluso en estas imágenes, es como si el pecho no perteneciera del todo a su dueña, sino que actuara como un símbolo. Quiero enfrentarme a algo real.

Con cada bache de la calzada se me sacuden los pechos. Meto la mano derecha dentro del abrigo y debajo del jersey. Me noto el pecho izquierdo caliente y pesado. A pesar de la perimenopausia, estos órganos se están preparando para la remota posibilidad de un embarazo y la necesidad de alimentar a un bebé. Entonces me sobreviene esa sensación electrizante, como de ensueño, que a veces experimento cuando me concentro en el cuerpo y, al mismo tiempo, soy consciente de que vivo dentro de uno, lo que me hace creer que quizá podría verlo y sentirlo a la vez de un modo pleno. Pero desaparece y vuelve a abrirse la vieja brecha. Mis pechos están unidos a todos los demás del mundo por su extraordinaria biología, pero también son tan familiares como unos cojines viejos. Son unos pechos cualesquiera. Pero son sólo míos.

Cuando bajo del autobús y veo que la National Portrait Gallery se encuentra en la última semana de la exposición de su concurso anual, me doy cuenta de que no son los grandes maestros de la calle de al lado lo que quiero contemplar, alineados en sus austeras salas color vino. Busco algo más inmediato. Si algo puede llegar a lo más profundo de la identidad humana es un retrato. Aprieto el paso, preguntándome cuántas de las obras expuestas este año mostrarán pechos y, aún más importante, qué me dirán esos cuadros.

Dentro, encuentro tres retratos con los pechos desnudos. El primero muestra con una precisión casi fotográfica a una Eva de aspecto moderno en el Jardín del Edén. Está representada de perfil, con el pelo corto, el rostro impasible y un pecho perfecto y respingón. Me recuerda a uno de esos pósteres que forraban carpetas en la década de 1980 y no me emociona. En la siguiente sala, encuentro un ejemplo más interesante: una mujer me mira fijamente desde el lienzo. Sólo se ve la mitad superior de su cuerpo, desnudo, y se tapa uno de los pechos con un brazo. La información que acompaña a la imagen me indica que la modelo es también artista y que el pintor de este retrato es amigo suyo. Se percibe su camaradería en la pose descarada de ella y en la forma en que mira. Él ha utilizado témpera al huevo y cada centímetro del lienzo, cuidadosamente cubierto, brilla. Los pechos han recibido la misma atención que el rostro, los ojos y la boca, y la imagen transmite con fuerza la individualidad de esta mujer.

Lo primero que pensé al ver el cuadro ganador fue que era toda una coincidencia haber encontrado esta exposición mientras investigaba sobre los pechos y descubrir que el primer premio había sido para un óleo de una mujer dando el pecho pintada por su marido. Qué alegría, pensé, ver a una mujer ensalzada realizando una de las funciones más extraordinarias de la biología. Y qué contraste entre esta obra de arte tan profundamente personal y el frío diagrama de mi libro de texto.

La verdadera genialidad del cuadro tarda más en revelárseme. Mientras estoy allí de pie, contemplándolo, la aprobación espontánea da paso a una sensación de inquietud. En parte esto se debe a la perspectiva desde la que se ha pintado a la mujer que amamanta. Para obtenerla, el artista debe de haber estado de pie mientras su modelo permanecía sentada, lo que la coloca en desventaja. También hay algo casi ofensivo en la forma tan poco glamurosa en que la ha representado: el pecho absurdamente colgante, con una enorme areola que oculta en parte el rostro del bebé, y la fea bata marrón abierta. Así retratada, parece prisionera de su mundo doméstico. Resulta imposible imaginarla fuera, amamantando en público, en un parque o en una cafetería, y no digamos realizando otra actividad.

La lactancia materna es complicada. Mirando el lado positivo, muchas mujeres la encuentran satisfactoria y no hay duda de sus beneficios nutricionales e inmunitarios. La OMS recomienda amamantar a los bebés hasta, al menos, los dos años, y en todas partes hay mujeres activistas dispuestas a sermonear e intimidar a las que no podemos o no queremos. Pero hay que ser tenaz para perseverar. Un estudio del Departamento de Salud de 2016 citaba la vergüenza como una de las principales razones por las que las mujeres dejan de amamantar, y UNICEF ha confirmado que sólo el 2 % de las mujeres siguen alimentando a sus bebés exclusivamente de esta manera a los seis meses. Los medios de comunicación no se cansan de mostrar pechos desnudos y maduros, pero cuando una mujer intenta hacer algo útil con ellos, a menudo se topa con la desaprobación. El mensaje cultural es claro: deberían irse a casa.

El cuadro que tengo delante trasciende cualquier argumento. Captura de forma asombrosa las contradicciones de esta función corporal que sigue siendo política. Plantea todas las preguntas, pero las deja en suspenso. La madre parece subyugada y, al mismo tiempo, absolutamente absorta en alimentar a su hijo. Es dichosa, pero está atrapada.

Se habla mucho de los elementos en común entre los cirujanos y los artistas. Pero, si bien el don de cualquier retratista reside en su capacidad para conectar en profundidad con la identidad del sujeto, esta preocupación humana sigue brillando por su ausencia en muchos de nuestros quirófanos.

No hay que ir muy lejos para encontrar el arquetipo del cirujano malvado; Ian Paterson debió de empezar su formación más o menos al mismo tiempo que yo, y en 2017 fue condenado a veinte años de cárcel por realizar cirugías mamarias innecesarias a cientos de mujeres. También me dan escalofríos los ejemplos de los pueblos pequeños, donde los fallos pasan inadvertidos y eso les permite seguir trabajando. El cirujano más torpe, insensible y peligroso con el que he trabajado tenía como especialidad la mama. No dudo de su motivación por salvar vidas, pero carecía del más mínimo respeto por los sentimientos de una mujer.

Asistí a muchas de sus mastectomías. No olvidaré su costumbre de lanzar las mamas que acababa de rebanar por encima de la mesa de operaciones, encestándolas en una bandeja renal como un jugador de baloncesto que tira a canasta. Tampoco olvidaré lo que sentí al acompañarlo después a la sala para ver a una paciente, la cortina abultada por todos los que nos apiñamos alrededor de la cama, el rubor de triunfo y la sonrisa añadida que su mascarilla dejaba entrever aún en sus atractivas mejillas, el temblor de la mujer que le tocara aquel día, sentada en la cama, levantando la vista para mirarlo como una niña, con el pecho plano bajo los vendajes, tratando de mostrar gratitud a su salvador, sin poder reconocer que, aunque él le había dado algo, también le había quitado algo, y no se trataba de cualquier trozo de tejido, no era lo mismo que un fragmento de intestino o una porción de bazo.

Muchas personas dicen estar dispuestas a sacrificar el trato con el paciente a cambio de que el cirujano sea habilidoso. Pero no deberíamos conformarnos con tan poco. Todo el mundo conoce la accidentada historia de la cirugía estética de mama, cuyos primeros intentos a menudo acababan en muerte, y los implantes modernos están plagados de complicaciones, como fugas de carcinógenos, cicatrices y roturas, por nombrar sólo algunas. Pero hay una verdad aún mayor. Los problemas se producen en cualquier quirófano donde a la persona a cargo no le importe en lo más mínimo el o la paciente que yace en la mesa de operaciones. Y una de las consecuencias más comunes de la cirugía negligente es el daño que realiza al sistema nervioso.

Los senos son una zona erógena muy poderosa. La piel que los cubre está inervada por las ramas anteriores y cutáneas de los nervios intercostales del cuarto al sexto, y las primeras son las responsables de la parte más placentera. Me gusta imaginarla literalmente zumbando con información sensorial. La areola es la parte más sensible y se cree que aquellas de nosotras que tenemos los senos pequeños somos las que obtenemos de ellos el mayor placer sexual. ¡Menudo premio de consolación! Las mujeres con curvas pueden tener los pechos más admirados, pero no los más excitantes. Un estudio de resonancia magnética funcional (fMRI) realizado por el psicólogo estadounidense Barry Komisaruk en 2011 demostró que las tres áreas separadas de la corteza parietal que se iluminan al estimular los genitales de una mujer también se activan al tocar los pechos. No detesto las operaciones de aumento de pecho únicamente por lo absurdas y peligrosas que son. Me opongo a que se dé prioridad a la sensualidad, la apariencia y el rendimiento por encima de la sexualidad, la sensación y la experiencia. Con la cirugía de aumento de senos, una mujer puede adquirir la capacidad de provocar el deseo masculino, pero al hacerlo se relega a sí misma a un segundo plano erótico.

Sin embargo, no todo es pesimismo. En el Royal Marsden Hospital, en Sutton, en un quirófano reluciente, dos jóvenes expertas se encuentran de pie, una al lado de la otra, junto a la mesa de operaciones. Forman parte del ejército clínico que trata a una de cada ocho mujeres del Reino Unido que contraen cáncer de mama, aunque lo que ocurre en esta sala no es la habitual cirugía agresiva. Hace dos semanas, implantaron con una aguja una diminuta semilla magnética en el centro del tumor de su paciente. Quieren lo que siempre han querido los cirujanos oncológicos: extirpar la enfermedad. Pero estas mujeres fijan su atención, además, en la persona que rodea el tumor. Están decididas a conservar la mayor parte posible de mama.

Las cirujanas, con la bata puesta, esperan con las manos enguantadas cruzadas sobre el pecho. Llega la paciente en una camilla. Una de ellas se acerca en silencio y coloca su sonda sobre el pecho de la mujer que yace debajo, observa los números rojos en el monitor y escucha el tono cuya frecuencia aumenta a medida que se aproxima al epicentro del tumor. Sigue la señal con el bisturí, diseccionando casi sin pérdida de sangre hasta llegar al cáncer, cortando alrededor y extrayéndolo, más pequeño que una ciruela. La mama sigue siendo la misma, con una pequeña incisión en el lateral, sin pérdida apreciable de volumen ni cambios en el contorno. La persona con cáncer de mama no parecía importar cuando yo estudiaba, pero ahora sí. La cirujana trabaja en silencio, discretamente. Sus manos son rápidas y precisas.

Pero no se trata sólo de estas jóvenes heroínas con una misión. Para sacar los pechos del letargo anatómico hará falta algo más que cirugía y mis aparatosos esfuerzos por hacerme oír. Es hora de enfrentarnos al hecho de que, nos miren con lascivia o con desaprobación, nuestros pechos reciben un trato de propiedad pública. Dejemos de hacernos cómplices de la obsesión por el aspecto de estos órganos y empecemos a centrarnos más, e incluso a celebrar, lo que nos hacen sentir.

Pubertad. No necesito que la ciencia me diga que mis pechos están conectados con mis genitales. Durante todo el verano, he tenido las manos de un chico en ellos. A través de los ojos cerrados, todo se tiñe de naranja bajo el sol y el viento, y no siento ningún miedo, pues no hay nada que desee más que sentir estas manos en esta parte de mi cuerpo. Deberíamos proclamar los pechos como un emblema de nuestro propio placer. Deberíamos enseñar a nuestras niñas en la escuela que su deseo también cuenta y que los pechos ofrecen una ruta sencilla hacia el placer sexual que resulta inocua.

Maternidad temprana. Soy una vaca lechera primeriza, constreñida en un sostén que parece un andamio. Las hojas de col se marchitan sobre mi pecho ardiente. Mi bebé no hace más que llorar para que le alimente, luego come y vomita, y el ciclo vuelve a empezar. Siempre es de noche y no hay nadie más alrededor. Así, paso del verano australiano, con sus árboles del caucho, a la nieve de Heathrow, yo sola con mi bebé. En casa hace frío, así que nos vamos directamente a la cama. Más allá del borde del edredón mullido, la habitación está envuelta en un silencio azul, y la ventana enmarca un intricado paisaje de nieve como en tres dimensiones. Ella succiona sin hacer ruido, su mano como una estrella sobre mi corazón, y sé que no olvidaré esta felicidad mientras viva.

Maternidad madura. Me llevan en camilla por el pasillo hasta la sala, donde dos enfermeras, una a cada lado, me acercan la carita de cada gemela a uno de mis pechos. Sus pequeñas bocas me golpean de manera cómica, pero no me preocupa lo más mínimo porque estoy demasiado feliz de que hayan nacido sanas y salvas. Más tarde, me sangrarán los pezones y se me curvarán los dedos de los pies, pero es maravilloso ser madre mayor. Bebo una de las botellitas de champán que me da mi madre y sé que, aunque estoy empezando de nuevo, todo acabará pronto. Los fuegos artificiales estallan en el cielo de noviembre y abrazo a mis dos últimas recién nacidas. Es un comienzo y un final.

Presente. Los niños hacen ruido en el jardín, pero están bastante lejos. Aquí arriba hay silencio. Me quito la camiseta y el sujetador. Coloco la ropa encima del inodoro y me quedo de pie frente al espejo. Ya he dejado atrás la flor de la vida, y estos pechos no tienen nada más que ofrecer, pero siguen siendo importantes para mí. Los inspecciono, primero uno y luego el otro, los pezones, las areolas; levanto los brazos y los bajo de nuevo para comprobar si se me arruga la piel. A continuación, me meto en la bañera, agarrándome a los bordes; el calor brillante envuelve mi piel desnuda y erizada. Aprieto la columna contra el fondo hasta sumergir los pechos y empiezo por el izquierdo. Suave como un melocotón bajo el agua, lo palpo con la mano derecha, tal y como me enseñaron. Con tres dedos juntos, comienzo por el pezón y voy explorando la carne en círculos cada vez más amplios y firmes, intentando detectar cualquier anomalía, con el corazón listo para latir en cualquier momento bajo el agua en señal de alarma. No hay mucho que recorrer, y al final bajo el brazo izquierdo para formar con la axila un hueco cálido y húmedo en el que introduzco los dedos, buscando posibles ganglios linfáticos antes de pasar al otro lado del cuerpo.

Cuando termino, aún queda tiempo. Dejo correr el agua caliente del grifo y, allí recostada, pienso en la extraña e insalvable brecha que existe entre el cuerpo que describe la ciencia y el que cada uno experimenta. Me miro el cuerpo, extendido ante mí en medio del vaho. Los pies, las piernas, el pubis, el estómago y los pechos. Soy una mujer madura, pero todavía me encuentro a gusto desnuda. Me sumerjo del todo, sintiendo cómo el agua caliente se cierra sobre mí, y me abandono al silencio absoluto de mi ser.

El riñón

No hay nadie alrededor, así que me agacho detrás de un arbusto y me bajo los vaqueros, y siento el frío del invierno en las nalgas antes de disfrutar del alivio de orinar después del largo trayecto en coche. En esta posición, me viene a la mente el poema de Jo Shapcott «Piss Flower», flor de pipí, y por un instante imagino que me elevo doce metros por encima de mi orgullosa fuente de orina. Pero el letrero que hay fuera del edificio del otro lado del aparcamiento —Unidad Renal Greenview— me recuerda mi propósito más prosaico. He venido unos días a observar la diálisis. Estoy cansada de la opinión de los expertos. Quiero cambiar un poco la dinámica y sencillamente acompañar a un paciente para averiguar cómo es vivir a la sombra de una enfermedad.

Envío un mensaje de texto a la enfermera a cargo desde la sala de espera. En una esquina, un árbol de Navidad de plástico se enciende y se apaga, y, en la ventana, un cartel medio despegado recuerda al personal que apague las luces antes de irse. Al poco rato, la puerta interior se abre con un clic y Mel me conduce por el pasillo. Hay cincuenta y dos unidades renales importantes en el Reino Unido —dice volviéndose mientras camina—, cada una con un puñado de centros satélite como éste para que los pacientes puedan recibir tratamiento cerca de casa. En la mayoría de ellos visitan en días alternos, y cada visita dura varias horas. Pueden atender tres grupos al día, siempre y cuando se mantenga un horario estricto. Las puertas están abiertas de 6.30 h a 22.30 h, excepto los domingos y Navidad.

Entramos en la sala y todo el mundo levanta la vista. En el puesto de las enfermeras cuelga un reloj digital del tamaño de una pancarta deportiva. Hay doce camas dispuestas en forma de herradura contra las paredes y todas están ocupadas, pero es imposible ver a los pacientes, envueltos como están en abrigos, mantas, gorros y bufandas. Lo único que puedo distinguir son unos brazos desnudos que asoman de debajo de las mantas y que, a través de cables rojos brillantes, conectan a sus dueños a las máquinas que zumban ruidosamente junto a cada cama, implacables como los Daleks.

Quienes tenemos la suerte de disponer de dos riñones que funcionan bien apenas nos acordamos de ellos. Escondidos en la parte posterior del abdomen, en una zona llamada retroperitoneo, estos órganos, del tamaño de un puño, no se sienten en el propio cuerpo e incluso los médicos tienen dificultades para palparlos. Pero no nos dejemos engañar. Los riñones pueden ser discretos, aunque trabajan más que cualquier otro órgano, como demuestra el hecho de que reciben una cuarta parte de toda la sangre que sale del corazón. ¿Qué los mantiene tan ocupados? Regulan la presión arterial equilibrando el agua y la sal; producen vitamina D y una hormona llamada eritropoyetina, que estimula la producción de nuevos glóbulos rojos, y, lo más importante, limpian la sangre. Puede parecer una tarea sencilla. Después de todo, sólo orinamos unas pocas veces al día, liberando un máximo de dos litros de orina. Pero este escaso efluente enmascara una gran eficiencia. El volumen real de sangre que entra en los riñones es asombroso, 200 litros cada veinticuatro horas, pero nunca vemos el 99 % que se reabsorbe allí.

Este rápido flujo sanguíneo a través de los riñones es lo que permite que reaccionen, segundo a segundo, a las necesidades homeostáticas siempre cambiantes del organismo. En este momento, dentro de nuestros riñones se está llevando a cabo una sofisticada calibración de líquidos y otras sustancias químicas en aproximadamente dos millones de subunidades llamadas nefronas, cada una demasiado pequeña para que el ojo humano pueda verla. La fisiología renal es muy complicada, por algo los nefrólogos son tan inteligentes, pero, como cirujana, no tengo más remedio que simplificar las cosas. Así que hagamos un puño con la mano derecha, sujetémoslo con la izquierda e imaginemos que estamos observando una sola nefrona desde arriba.

La mano izquierda representa el glomérulo, un conjunto de capilares donde se filtra la sangre que llega de la arteria renal. Las grandes moléculas, como las proteínas y las células sanguíneas, no caben por los pequeños orificios del glomérulo, pero todos los componentes más pequeños de la sangre pasan a la cápsula de Bowman, que ahora es nuestra mano derecha. Desde aquí, la sangre filtrada entra en el túbulo renal, nuestro brazo derecho. A lo largo de su sinuoso recorrido, el agua, los minerales y las sales se equilibran y, al final, la nefrona ha reabsorbido lo que el cuerpo necesita y lo devuelve al torrente sanguíneo mientras que libera las toxinas y el exceso de agua en forma de orina.

Sin embargo, en el Reino Unido hay 68.000 personas que no pueden dar por sentado este aspecto de su fisiología. Son los pacientes que padecen insuficiencia renal, que es la forma educada de referirse a una enfermedad de los riñones que nunca va a mejorar. En la mayoría de los casos es consecuencia de la diabetes o la hipertensión arterial, pero también hay otras causas, algunas congénitas y otras que surgen más tarde. Lo que todas ellas tienen en común es que necesitan un trasplante o someterse a tratamiento de diálisis regular para sobrevivir. Es un error común pensar que el trasplante de riñón supone una cura, pero la realidad es mucho más cruda. Aunque ofrece los mejores resultados (alrededor del 60 % de la función renal normal frente al escaso 10 % que se recupera con la diálisis), lo cierto es que ninguno de los dos tratamientos puede revertir la causa subyacente de la enfermedad del paciente.

Mel me lleva a conocer a Lisa, y enseguida me siento atraída por esa silenciosa danza clínica que se ha convertido en algo natural para ellas. Primero, Lisa se quita el abrigo y los zapatos, y se sube a la báscula. Mel anota su peso en una tabla con sujetapapeles y luego introduce los números en el monitor de diálisis que, según me explica, le indica a la máquina el objetivo de hoy: extraer durante cuatro horas líquido de la paciente a un ritmo de 380 mililitros por minuto. Lisa se sienta en la camilla, y se enrolla un pañuelo alrededor del cuello, se pone un gorro de lana y se envuelve las rodillas con una manta. Para cuando Mel ha sacado dos agujas, ella ya se ha arremangado y ha extendido el brazo, en cuyo pliegue se observa la protuberancia azulada de la fístula.

Me inclino y Mel se detiene un instante, con la aguja en la mano. La diálisis realiza la función que normalmente harían los riñones. Pero como es una máquina demasiado voluminosa para que quepa en el cuerpo del paciente, hay que extraerle la sangre y hacerla circular a través de ella. No es como un análisis de sangre que nos hacemos de vez en cuando. En una sola sesión de diálisis, todo el torrente sanguíneo de Lisa circulará sin cesar entre su cuerpo y la máquina, sometiendo a sus vasos sanguíneos a una gran tensión. La fístula, que un cirujano crea al abrir y conectar una arteria con una vena en el brazo del paciente, proporciona un conducto resistente entre el paciente y la máquina. El flujo arterial de alta presión hace que la vena se ensanche y se refuerce y, tras unas semanas de maduración, esté lista para su propósito. Una buena fístula sobresale de la piel como la raíz de un árbol, me indica Mel apoyando un dedo en ella. Cuando la presiona, vibra.

Limpia el brazo de Lisa con clorhexidina, inserta una aguja y luego otra, y comprueba que los datos de la paciente se corresponden con los que figuran en el lateral de la bolsa de dializado antes de pulsar el botón que hace circular el líquido por el filtro. Con sólo accionar otro interruptor, la sangre, de un rojo brillante, aparece en uno de los tubos, y se desplaza por él como persiguiéndose a sí misma hasta que mujer y máquina quedan unidas en un circuito carmesí. En la pantalla que tengo al lado, un gráfico circular que marca el tiempo de la sesión muestra una porción blanca sobre un círculo azul.

Mel se va para atender a su siguiente paciente y, de pronto, me siento cohibida. Es extraño estar al lado de un paciente sin hacer el papel de médico, y es un alivio cuando Lisa empieza a señalarme las distintas partes de la máquina. Aquí está la rama descendente, la parte del circuito que lleva la sangre que necesita diálisis; por ahí se añade la heparina para mantener el flujo sin problemas, y aquí está la rama ascendente, que devuelve la sangre filtrada al paciente. Me muestra la pequeña trampa para burbujas por la que debe pasar la sangre para evitar que entre aire, y miro dentro, donde lo que parece un simple cilindro de cristal vacío resulta ser en realidad una colección de miles de tubos huecos que contienen la sangre de Lisa, rodeados de un líquido transparente. Los tubos están perforados, me dice, y es a través de los agujeros donde tiene lugar el proceso de diálisis.

Estoy absorta pensando en la relación extrañamente íntima que Lisa tiene con esta máquina, que parece casi una prolongación de ella misma —¿los pacientes de diálisis tienen una percepción del espacio diferente a la del resto de nosotros?—, cuando Mel deja una taza de té en la mesa a mi lado. También trae una manta, y sólo cuando la echa alrededor de los hombros de Lisa, caigo en la cuenta de que debe de haber estado tiritando todo este tiempo. Mel me explica que la diálisis funciona mejor cuando la temperatura de la sangre desciende a unos 36 grados. Lo primero que hace es eliminar el líquido que el paciente ya no puede orinar. La presión hidrostática de la sangre bombeada a través de la máquina extrae el exceso de agua de la sangre y lo transfiere al líquido de diálisis. Los pacientes se pesan al empezar la sesión y, según la cantidad de líquido que necesiten eliminar, se les administra una bolsa de dializado «concentrado», «medio» o «diluido». La glucosa es la que lo determina, atrayendo agua por ósmosis hacia el «recipiente» del dializado. La segunda función de la diálisis es la depuración. Las sustancias de desecho, como la urea y la creatinina, pasan por difusión de la sangre del paciente al líquido de diálisis. Y el mismo principio se aplica para transferir sustancias a la sangre. Por ejemplo, si un paciente tiene deficiencia de calcio, se puede añadir a la bolsa de dializado y se difundirá hacia el torrente sanguíneo del paciente.

El cielo que entrevemos por las persianas de lamas cambia de color morado a gris. Voy al aseo y me maravillo de sentir la vejiga llena y ver cómo un fuerte chorro amarillo de orina golpea la taza. Miro la pantalla de mi teléfono y me sorprende descubrir que sólo llevo tres horas en Greenview. Me despido diciendo que volveré para la próxima sesión de Lisa dentro de un par de días y salgo del calor estático de la unidad al aire húmedo y salado del exterior, donde el cielo es amarillo y los campos, yermos y extensos. En la carretera principal, piso el acelerador y me inclino en las rotondas, que se suceden unas tras otras como los engranajes de una rueda, disfrutando del día que tengo por delante. Sólo cuando me detengo frente a mi *bed and breakfast*, apago el motor y miro a través del parabrisas el mar, donde la espuma se eleva de la cresta de cada ola, me doy cuenta de que no he averiguado casi nada sobre Lisa.

Los médicos no siempre somos buenos comunicadores. ¿Se trata de un vestigio del paternalismo de esos tiempos en que los especialistas decían a sus pacientes lo que tenían que hacer? Quizá los típicos empollones que entran en la Facultad de Medicina no son muy buenos en habilidades sociales. O tal vez el problema viene con la profesión, y a cualquiera le costaría hablar con desconocidos de temas tan delicados como la vida y la muerte. Creamos lo que creamos, las investigaciones demuestran claramente que la mayoría de las quejas y litigios de los pacientes se deben a problemas de comunicación. Como resultado, se ha vuelto obligatorio que todos los estudiantes de Medicina se formen en esta área.

¡Qué gran avance! Cuando estaba terminando las prácticas, había que seguir las órdenes de los médicos especialistas, y a cualquier cirujano joven a quien se sorprendiera haciendo algo tan descabellado como pedirle al paciente su opinión sobre su propio cuerpo o sobre el plan de tratamiento se le habría dicho que se largara y se hiciera médico de cabecera. Hoy día, se espera que los médicos colaboremos con nuestros pacientes, en lugar de darles órdenes, y disponemos de todo tipo de herramientas para aprender a gestionar de la mejor manera posible la relación terapéutica. La Declaración de Consenso de Kalamazoo de 2001, por ejemplo, establece una serie de pasos claros que pueden aplicarse a cualquier consulta clínica —construir una relación, abrir el debate, recopilar información, comprender la perspectiva del paciente, compartir información, llegar a un acuerdo sobre los problemas y los planes, y concluir de forma adecuada—, una fórmula que muchos cursos promulgan mediante una combinación de ejercicios de observación y juegos de roles. Y todo esto es para bien. Lo que me hace escéptica no es la noble ambición de los cursos de habilidades comunicativas, sino que realmente alguno de ellos consiga cumplir lo que se propone.

A juzgar por las pruebas disponibles, esta forma de educación no es tan eficaz. En las autoevaluaciones posteriores al curso, los estudiantes de Medicina a menudo informan de una mejora en sus habilidades interpersonales, pero estas opiniones rara vez coinciden con las de un evaluador objetivo. Incluso las mejoras en empatía que se observan entre los médicos durante un curso parecen desvanecerse en un abrir y cerrar de ojos en cuanto vuelven al trabajo. Quizá lo más condenatorio de todo sea una revisión sistemática de intervenciones realizada por Cochrane en 2021 que analizó noventa cursos distintos de habilidades comunicativas en los que participaron 10.124 estudiantes de Estados Unidos, Europa, Oriente Medio y Asia, y concluyó que los efectos beneficiosos eran pequeños y de corta duración. El problema no es sólo que el ambiente relajado en el que suelen enseñarse las habilidades comunicativas tiene poco que ver con el entorno clínico de alta presión. Resulta que esta clase de habilidades son muy difíciles de enseñar. Los métodos didácticos que funcionan bien para demostrar cómo extraer sangre o utilizar un estetoscopio no son fácilmente transferibles al ámbito más sutil de las relaciones interpersonales. Y esto no debería sorprendernos. La comunicación es un arte, no una ciencia. Y, como cualquier otra faceta creativa, requiere de unas circunstancias especiales para aflorar.

Willem Kolff, médico nacido en los Países Bajos en el año 1911, era disléxico de niño, pero eso no impidió que entrara en la Facultad de Medicina ni frenó su innato afán por inventar. Su primer dispositivo, un manguito que al inflarse y desinflarse mejoraba la circulación de la sangre, lo ideó mientras trabajaba como asistente de anatomía en la Universidad de Leiden. Cuando, ya licenciado, uno de sus primeros pacientes jóvenes murió de insuficiencia renal, le pareció que el siguiente paso natural era intentar descubrir una forma mecánica de reemplazar la función del riñón.

Se basaba en una serie de investigaciones previas. A finales del siglo xix, Thomas Graham había inventado algo llamado dializador de campana, que consistía en un frasco con agua destilada y una vejiga de buey flotando en su interior. Graham llenó la vejiga con orina y, tras dejarla reposar unas horas, la retiró y calentó el frasco hasta evaporar el agua, y observó que el cloruro de sodio y la urea, los principales componentes de la orina, habían traspasado la membrana por difusión y quedado depositados en el fondo. Adolf Fick dio un paso más allá al sustituir la vejiga por una membrana más sofisticada, como el colodión, hecha de algodón tratado con productos químicos, y a través de ella separar solutos de bajo peso molecular de la sangre. Y en 1924, Georg Haas fue el primero en probar la diálisis en un ser humano, aunque la sesión sólo duró quince minutos.

Aunque la primera máquina de diálisis de Kolff —fabricada con latas de zumo de naranja, piezas de una bomba de agua Ford, envolturas de salchicha y un baño de inmersión— fue un triunfo del pensamiento creativo, en los dos años siguientes murieron los dieciséis pacientes en los que la probó. Pero en 1945 su tenacidad finalmente dio sus frutos cuando una mujer que había estado once horas en coma urémico fue reanimada gracias a uno de sus riñones artificiales. Hay un vídeo en internet en el que Kolff cuenta que, cuando ella abrió los ojos, sus primeras palabras fueron: «Voy a divorciarme de mi marido.» Y así lo hizo, además de sobrevivir otros siete años.

Al acabar la guerra, Kolff donó cinco de sus máquinas a hospitales de todo el mundo y animó a quienes tuvieran algo que aportar a colaborar en la mejora del prototipo básico. Esto dio lugar a importantes avances en las décadas de 1940 y 1950, como la creación de un tambor vertical estacionario con dializado circulando a su alrededor y la aplicación de presión hidrostática, que permitía eliminar más fácilmente el exceso de agua de la sangre del paciente. Pero esto no es todo lo que Kolff consiguió. En 1940 creó el primer banco de sangre de Europa. Desarrolló la máquina cardiopulmonar para cirugía cardíaca y el primer corazón artificial. Contribuyó a la investigación sobre brazos y oídos artificiales y, a la edad de ochenta y ocho años, creó el primer ojo artificial. Y nunca dio su nombre a ninguno de estos dispositivos.

Nadie en la historia ha contribuido más que Willem Kolff al desarrollo de los órganos artificiales. Y, sin embargo, las máquinas de diálisis apenas han evolucionado en los últimos cincuenta años. ¿Por qué?, os preguntaréis. ¿Dónde están los inventores médicos de hoy? Responderé con otra pregunta. ¿Dónde estaría Kolff ahora si tuviera que abrirse camino en nuestro sistema nacional de salud? Estaría trabajando a destajo en una consulta con dos pacientes citados a la misma hora, o perdiendo el tiempo con tareas administrativas frente al ordenador, con sus mejores ideas hechas un embrollo. A pesar de todos nuestros avances técnicos, en el Reino Unido ya no hay espacio para que los médicos piensen de forma creativa.

El miércoles es un día frío de colores intensos. Salgo a correr por la playa bajo la gran bóveda de cielo y mar. El viento me azota las orejas y me deja suspendida en la inmensidad azul, como una cometa, y aunque casi no avanzo, es una sensación increíble tener un cuerpo que funciona, y resulta asombroso pensar que, sin intervención consciente alguna, mis riñones continúan con su labor vital, un trabajo a tiempo completo, filtrando y reabsorbiendo hasta expulsar esa mezcla perfecta de creatinina, urea, agua y amoníaco, y al mismo tiempo reteniendo todo lo necesario para que mi cuerpo funcione sin problemas. Cuando llego algo más tarde a Greenview, cuaderno en mano, lo hago con una sola intención: quedarme con Lisa durante toda su sesión de diálisis y simplemente escuchar.

No hay nada que ella no haya probado. Primero fue la diálisis peritoneal. El armario de debajo de las escaleras de su casa estaba atestado de cajas de dializado. Le insertaron un tubo en el abdomen y ella vertía dos litros de líquido, lo dejaba actuar durante dos horas y lo vaciaba todo en el inodoro. Repetía el proceso cuatro veces al día. Era agradable estar en casa, pero la hacía sentir hinchada. A continuación, probó la diálisis nocturna instalando una máquina en su dormitorio. La libertad era increíble, pero no filtraba lo suficiente y era muy ruidosa. Después, su madre le donó un riñón, pero no salió como estaba previsto y tardó meses en recuperarse, tuvo que tomar esteroides, odiaba engordar, tenía muchas infecciones y diarrea por los medicamentos antirrechazo, y siempre estaba en el hospital. Seis años después, el trasplante se deterioró y acabó fallando. Todavía se siente fatal por el hecho de que ahora tiene tres riñones inútiles en la cavidad abdominal y ninguno funciona. Su hermano quiere darle uno de los suyos, pero ella no se atreve, hay demasiado en juego y prefiere la previsibilidad de la diálisis. El verdadero reto no es la diálisis en sí, sino lo que conlleva: tiene los huesos y los dientes en mal estado debido a la enfermedad ósea renal, las inyecciones de EPO que recibe dos veces por semana son dolorosas y la dieta que lleva es horrible. No puede tomar nada con demasiado potasio —es decir, plátanos y la mayoría de las frutas y verduras—, por lo que siempre está estreñida. Puede comer patatas en puré, porque el agua hervida elimina el potasio, pero no fritas. Una patata asada al mes es un lujo. También debe evitar el fosfato, que se encuentra en la mayoría de los lácteos. Los quelantes de fosfato que toma a diario tienen un sabor horrible. Podría atiborrarse de pasteles, pero no le gustan. Lo peor de todo es la restricción de líquidos, un máximo de un litro al día. En verano, se apaña con cubitos de hielo y caramelos para aliviar la sed. No se va de vacaciones porque el seguro sale muy caro y es demasiado complicado organizar la diálisis en otro lugar. Su hijo vive con su padre. Después de la diálisis se encuentra mucho mejor, aunque agotada y con frío.

Cuando más tarde me siento ante mi escritorio y miro mis anotaciones, descubro sorprendida que no tienen nada que ver con lo que suelo escribir cuando hablo con un paciente. Son, sin duda, menos ordenadas, pero con más matices. Qué rígida y estandarizada es la historia clínica, qué inflexible su arco narrativo, que exige que la experiencia del paciente avance siempre hacia delante, moldeada por el interrogatorio, el examen y las pruebas del médico, con la vista puesta en el reluciente objetivo del diagnóstico y el tratamiento. Sin que nadie la dirija, a Lisa le sale de manera instintiva transmitir su experiencia de forma muy diferente, con menos estructura y menos ímpetu. Y en su propia versión, lo que se percibe no es un avance claro, sino la sensación de estar atrapada en un ciclo interminable de datos médicos e interacciones que pueden describir su enfermedad, pero no curarla. «Esta máquina es mi vida —me dice—, la diálisis es mi vida.» De pronto veo que la dimensión en la que vive una persona con una enfermedad crónica difiere de la de una persona sana, no tanto en el espacio como en el tiempo.

Aristóteles decía que el tiempo es universal, una dimensión independiente que existe tanto si lo percibimos como si no. Isaac Newton coincidía en que el tiempo es una realidad objetiva, que estructuramos en unidades. Estas opiniones encajan intuitivamente no sólo con el sentido común, sino también con el modelo de calendario y reloj que rige la atención médica moderna occidental.

A principios del siglo xx, los filósofos perdieron el monopolio sobre este tema. Los científicos también empezaron a interesarse por él y su nueva perspectiva no tardó en socavar todo lo que antes se creía seguro. La teoría del Big Bang afirmaba que el tiempo no es una constante que existe fuera de nuestra experiencia, ya que empezó junto con el universo, hace unos 13.800 millones de años. Y Albert Einstein revolucionó la forma en que vemos esta dimensión fundamental al demostrar con su teoría general de la relatividad que el tiempo, lejos de ser universal, se ve influido por la gravedad y la aceleración, y varía de manera medible entre diferentes cuerpos según su marco de referencia. «Hay tantas líneas temporales como objetos», declaró. Dos relojes idénticos y sincronizados, uno en la cima del Everest y el otro al nivel del mar, divergirán en unos treinta microsegundos al año. Estos efectos de dilatación del tiempo afectan a todos los relojes, incluso a los biológicos como los de nuestros órganos.

Pero la filosofía del tiempo que más sentido tiene para mí es la fenomenología. Los fenomenólogos, al diferenciar entre el tiempo objetivo y el subjetivo, apuntan que los seres humanos percibimos ambos de modos muy distintos. No es de extrañar que cueste tanto comprender el programa de atención plena (*mindfulness*), con su exhortación a vivir el presente. Según estos pensadores, el tiempo no puede separarse en unidades puras. Nuestro presente siempre está imbuido del pasado, además de aderezado con una especie de protención hacia el futuro. Es famosa la definición que Martin Heidegger dio de la vida como un ser-en-el-tiempo, que siempre es una forma de ser-para-la-muerte. Edmund Husserl, por su parte, distinguió entre el tiempo objetivo de los relojes y el tiempo subjetivo, que es la corriente de la conciencia en la que experimentamos la duración y la temporalidad.

Jean-Paul Sartre fue probablemente el primero en estudiar cómo una exploración fenomenológica del tiempo puede arrojar luz sobre ciertos aspectos de la enfermedad y, en concreto, del dolor. Pero dos pensadoras modernas —que también son pacientes, es importante señalarlo— han llevado esto al siguiente nivel. Havi Carel, una brillante filósofa que padece una enfermedad pulmonar crónica, lo explica así: «El mundo de los enfermos es distinto en muchos aspectos del mundo de los sanos. El espacio y el tiempo son diferentes.» S. Kay Toombs, que vive con esclerosis múltiple, añade que, si bien la dimensión objetiva del tiempo, la del reloj, es la que se espera que guíe a los médicos, su ritmo está completamente desincronizado con el mucho más subjetivo tempo de la enfermedad del paciente. Si tan sólo pudiéramos abordar el desajuste irreconciliable entre estas dos zonas temporales, sostiene Toombs, resolveríamos muchos problemas de comunicación entre médicos y pacientes.

Viernes. Me despiertan el ruido de las olas y el reconfortante zumbido de la calefacción central al encenderse. He dormido bien. Orino para liberar el producto del trabajo que han realizado mis riñones durante la noche. Me siento en la cama con una taza de té —un cuarto de la cuota diaria de líquido que le está permitida a Lisa—, mirando un mar en el que las olas se suceden, apenas captando los primeros rayos de sol; cada ola se eleva como una franja de oscuridad antes de enroscarse sobre sí misma. Fuera, el frío me provoca un ardor en las fosas nasales. La escarcha cubre la hierba y las carreteras tienen rayas plateadas. La costumbre me lleva por un sendero cristalino de ramas, cielo y campos. Cuando llego, el aparcamiento está vacío y el asfalto brilla. Han cambiado a Lisa de cama. Debe de haber estado en todas ellas cientos de veces.

Nuestra conversación va y viene. Me cuenta que trabajaba en un banco. Que cuando tenía veintipocos años intentó suicidarse bebiendo anticongelante y se destrozó los riñones, y que veinte años después sigue pagando por ello. «Sé que no voy a llegar a vieja», dice. El promedio con diálisis es de cinco a diez años, aunque algunos aguantan unos años más. Ahora es más consciente del tiempo, de lo precioso que es, pero es complicado. No se puede hacer gran cosa con una aguja clavada en el brazo, sólo leer o ver la televisión, así que las horas pasan despacio. Los dos días libres del fin de semana están genial, pero el domingo ya no se encuentra tan bien.

Lo dicen todos los días en las noticias: el NHS nunca ha estado tan saturado. Los retrasos en las operaciones, los tratamientos oncológicos y las citas con el médico de cabecera han alcanzado niveles récord en el Reino Unido, con siete millones de personas en lista de espera. No debería sorprendernos que nuestro deficiente sistema responda de la única manera que puede: recortando recursos, de los cuales los más preciados son los minutos y las horas. Pero es una tontería pensar que no tendrá graves consecuencias para las personas. Porque el tiempo no es sólo una unidad económica. No es un sistema de archivo inerte en el que se pueden comprimir las tareas sin más. Es una dimensión filosófica profunda en la que se dan —o no— otras cuestiones esenciales de la vida, como la creatividad, la invención, la conexión y el cuidado. El hecho de que todo ello sea difícil de mercantilizar no debería cegarnos ante su importancia. Una enfermera sobrecargada de trabajo tiene pocas posibilidades de brindar socorro. De un médico apremiado por el tiempo apenas se puede esperar que haga un diagnóstico, y mucho menos que se aleje del ordenador el tiempo suficiente para mirar a su paciente a los ojos.

He podido comprobar la forma tan radicalmente distinta en que experimentan el tiempo las personas sanas y las que padecen enfermedades crónicas. Mientras mis riñones cumplen con su deber 168 horas a la semana sin anunciarlo a bombo y platillo, Lisa no sólo debe afrontar las doce horas de diálisis, sino también todas las que dedica a desplazarse, prepararse y recuperarse. Mientras yo estoy sentada junto a su máquina zumbante, trazando planes para el resto del día, las semanas aquí se funden unas con otras, y el pasado y el futuro de Lisa se reducen a un presente dominado por las exigencias de su enfermedad.

Pero la libertad respecto al tiempo va mucho más allá de la capacidad de organizar nuestro horario sin limitaciones. Es la libertad de dar forma a nuestras propias historias y movernos dentro de ellas. Sentada junto a la cama de Lisa en mi última mañana en Greenview, me doy cuenta de que mi atención empieza a apartarse de este lugar para dirigirse a mi propia vida. No muy lejos, mi familia me espera. El árbol de Navidad está envuelto en su malla, listo para que alguien lo libere y las ramas vuelvan a desplegarse. Es hora de que se reanuden las rutinas felices y familiares de mi vida. Y, sin embargo, cuando salgo del centro de diálisis, podría jurar que, aunque sea sólo por un instante, el mundo entero se detiene, las hojas de los árboles se quedan inmóviles, y las olas a lo lejos parecen congelarse, con la espuma que se eleva de sus lomos justo antes de curvarse y formar nuevas olas, y un momento da paso a otro, y cada segundo me lleva hacia un futuro para el que nada podría haberme preparado.

De: GWeston@hotmail.com
Para: heartsurgeon@lhc.nhs.com
Asunto: reparación de la válvula mitral
Fecha: 21 de febrero de 2024

Estimado doctor S.:

Gracias por asistir a la reunión del equipo multidisciplinar de hace un par de semanas.

Sé que no es mi especialidad, pero todos los artículos académicos que he leído sobre la insuficiencia mitral sugieren que la intervención temprana ofrece una mayor posibilidad de recuperación. Si la cirugía es inevitable, y dado que acepto los riesgos, debe de haber ventajas claras en actuar cuanto antes.

Le agradecería mucho que me aclarara cuándo podría estar dispuesto a operarme la válvula.

Como siempre, muchas gracias.
Gabriel

De: heartsurgeon@lhc.nhs.co.uk
Para: GWeston@hotmail.com
Asunto: Re: reparación de la válvula mitral
Fecha: 27 de febrero de 2024

Hola, Gabriel:

Entiendo perfectamente tu punto de vista y tu preocupación. Pero tu insuficiencia mitral aún no ha alcanzado el umbral, que es lo que realmente guía nuestra actuación. Los artículos que demuestran los beneficios de la intervención quirúrgica temprana se refieren a pacientes con insuficiencia mitral grave.

Recuerda que la cirugía no está libre de riesgos. Conlleva una mortalidad del 0,5-1,0 % y un riesgo de accidente cerebrovascular del 1 %.

Supongamos que te opero mañana y no sobrevives o sufres un derrame cerebral grave que te deja con discapacidad. ¿Cómo valoraremos la decisión de operar? Sospecho que la calificaremos de insensata. Habremos arruinado la vida de una mujer joven en su plenitud y la de su familia.

Por eso no operamos demasiado pronto. Además, el tratamiento de la IM moderada sin cirugía es seguro y no tiene secuelas a largo plazo.

Me parece bien hacer ecocardiografías cada seis meses.

Espero que todo esto tenga sentido para ti. Avísame si tienes alguna otra pregunta.

HS

El cerebro

¿Pensaba que ser médico me protegería? ¿Imaginaba que lo peor que podía pasarme era que fallara algo en mi cuerpo? ¿Cómo puedo describir el eje alrededor del cual se articula mi vida? Me disculpo por refugiarme en la ciencia mientras lo intento.

El cerebro, que es la parte más grande del encéfalo, se divide en dos hemisferios que están conectados internamente por el cuerpo calloso. El hemisferio izquierdo controla el lado derecho del cuerpo y se encarga de tareas relacionadas con la lógica, la ciencia, las matemáticas y el lenguaje, mientras que el hemisferio derecho controla el lado izquierdo y se ocupa de las funciones creativas y artísticas. La capa externa enroscada, con sus surcos serpenteantes y sus profundas circunvoluciones, se denomina corteza o materia gris, y debajo se encuentra la materia blanca.

Ambos hemisferios se dividen, a su vez, en cuatro lóbulos —frontal, temporal, parietal y occipital—, que realizan funciones diferentes. En el lóbulo frontal es donde residen la personalidad, las emociones y el juicio.

También se genera el habla desde el área de Broca y el movimiento en la corteza motora. En el lóbulo parietal se procesa el sentido espacial, así como el tacto, el dolor y la temperatura en su corteza sensorial. El lóbulo temporal, situado encima de la oreja, interviene en la audición a través de la corteza auditiva y contiene el área de Wernicke, clave para entender el lenguaje. También determina la forma en que experimentamos las emociones y la memoria. El lóbulo occipital se halla en la parte posterior del cerebro. Alberga la corteza visual, que nos permite ver y asignar significado a nuestras percepciones visuales.

El cerebelo, que significa «cerebro pequeño», se encuentra detrás del cerebro y se encarga de coordinar nuestros movimientos y el equilibrio. El tronco encefálico es la parte más antigua del órgano desde un punto de vista evolutivo y conecta el cerebro con la médula espinal que está debajo. Regula funciones como la respiración, la presión arterial y la temperatura, y dependemos de él para mantenernos vivos.

Al principio sólo es dolor de cabeza. En general es soportable, pero a veces se vuelve muy intenso, como cuando se pone de pie —uno, dos, tres, ¡zas!— o al incorporarse después de estar tumbado. Pasan unos diez días antes de que empiece a preocuparme. Y aun así, hace falta algo para que yo reaccione. Es el primer día de las vacaciones escolares y fuera hace un día perfecto. Pero él sigue en la cama a la hora de comer, con la habitación inundada de sol, el monopatín acusándolo desde la alfombra y sin un móvil en la mano. «Levántate de la cama», pienso. «Levántate o pensaré que algo va realmente mal.»

• • •

Los eruditos de la Antigüedad sólo podían formular conjeturas sobre para qué servía el cerebro, encerrado en la caja ósea del cráneo sin mostrar actividad alguna a simple vista. Los egipcios ni siquiera consideraban que fuera un órgano digno de conservarse, por lo que, antes de la momificación, lo succionaban por la nariz y lo desechaban sin más. Aristóteles creía que el centro del pensamiento se encontraba en el corazón, y que el cerebro no era más que una esponja fría destinada a absorber su calor. Hacia la época del Imperio romano, la visión predominante había cambiado; aun así, la falta de acceso a él seguía restringiendo las opiniones. Galeno, que escribió en el siglo II, especuló sobre la posibilidad de que la cognición tuviera lugar en los ventrículos cerebrales llenos de líquido. E incluso muchas generaciones después, los dibujos de Leonardo da Vinci y René Descartes muestran una comprensión muy limitada de la neuroanatomía.

A mediados del siglo XVII se produjo un gran avance cuando muchas universidades europeas introdujeron las autopsias públicas. Se puede apreciar la diferencia entre los dibujos de Vesalio, un siglo antes, cuando las oportunidades de disección eran escasas y, debido a las convenciones de la época, los científicos se limitaban a observar el cerebro dentro de la cavidad craneal, y esta nueva era en la que Thomas Willis pudo extraerlo. De pronto, era posible revelar la intricada mecánica subyacente, incluida la compleja red de arterias que hasta hoy se conoce como el círculo de Willis. *Cerebri Anatome*, publicado en 1664 por Willis con magníficos grabados de Christopher Wren, presentó un nuevo y fértil panorama de la neuroanatomía que nadie había imaginado antes.

Me encanta imaginar a Willis y Wren apiñados en el depósito de cadáveres, convirtiendo conjeturas en hechos. Willis vacía los cráneos de los muertos, deteniéndose brevemente para honrar el precioso instante en que el cerebro parece oscilar entre ser el órgano del yo y un simple objeto de la ciencia. Wren está sentado en algún lugar cercano con su tablero de dibujo, ansioso por plasmar sus impresiones en papel. ¿Eran amigos? ¿Salían de copas después y reflexionaban sobre la extraña dimensión metafísica de esta iniciativa, con sus cerebros masculinos entrenados para cartografiar los cerebros de otros, intentando acercarse, con cuchillo y lápiz, a la verdad de lo que nos hace humanos? ¿Se maravillaban de lo bien que el cerebro guarda sus secretos?

Explora la geografía del nuevo peligro. Busca una vía de escape. Sal del servicio de urgencias y camina bajo el vasto cielo invernal. Vuelve a encerrar las palabras horribles en la boca del especialista ceniciento. Borra de tu mente sus parrafadas rimbombantes sobre el cáncer. Rompe el TAC para liberar esa masa cerebelosa de cuatro centímetros. Separa sus píxeles de su apretada constelación punteada. Dirige tu atención a cualquier otro lugar. La amígdala: el centro del peligro, un conjunto de neuronas en forma de almendra situado en lo más profundo del lóbulo temporal medial, listo para recibir información aterradora de tus ojos y oídos. Ahora en alerta roja, dispara señales al hipotálamo, en su oscuro recoveco del cráneo, dándole a tu cuerpo una sola opción. Huir. O prepararse para luchar por tu vida.

Cuando sostenemos un cerebro entre las manos, parece sólido e inescrutable. Pero, en realidad, es el órgano más cambiante que existe, con información que viaja como estrellas fugaces de un hemisferio a otro, entre lóbulos, de una circunvolución a la siguiente y a través de billones de sinapsis demasiado pequeñas incluso para verlas bajo el microscopio. Todo esto es posible gracias a un abundante suministro de sangre. Las arterias carótidas internas llevan sangre a la parte frontal del cerebro. La arteria basilar irriga la parte posterior, y los dos sistemas forman un circuito que da vueltas y vueltas. La sangre venosa se recoge en profundos surcos llamados senos, que desembocan en las venas yugulares internas y descienden hasta el corazón.

La unidad operativa del cerebro es la neurona. Con una décima parte del diámetro de un cabello humano, cada una de ellas está formada por un cuerpo celular, dendritas y un axón. Las dendritas se ramifican, como las frondas de las algas, y reciben mensajes eléctricos de cientos de otras neuronas. Estos mensajes viajan al cuerpo celular que contiene en su núcleo material genético, y allí es donde se decide si una señal debe continuar su recorrido. Los mensajes eléctricos salientes viajan por el axón hasta su extremo, donde pequeños sacos se abren y liberan neurotransmisores en la sinapsis, el espacio que separa una neurona de otra. Estas sustancias químicas las captan los receptores en las dendritas de la neurona que los recibe. Y así continúa el proceso.

Este aspecto básico de la fisiología del cerebro lo conocemos desde hace apenas unos cien años, y su descubrimiento les valió el Premio Nobel a un italiano llamado Camillo Golgi y a un español llamado Santiago Ramón y Cajal en 1906. Antes de ellos, los científicos se habían visto desconcertados por sus intentos de caracterizar el tejido cerebral al observarlo bajo el microscopio. No lograban comprender su indescifrable y enmarañada estructura. Pero en 1873 Golgi desarrolló una nueva técnica de tinción que resaltaba sólo una parte de la sustancia cerebral. Como si se protegiera los ojos del sol deslumbrante, al no ver tanto, pudo centrarse en lo que realmente había allí.

Fue Ramón y Cajal quien completó la tarea. A pesar de sus ambiciones artísticas, este joven español se había visto persuadido por su padre para ir a la Facultad de Medicina. Usando la técnica de tinción de Golgi, se embarcó en un proyecto monumental: dibujar más de 3.000 imágenes detalladas del variado paisaje microscópico de las diferentes regiones del cerebro. Puede que empezara por satisfacer su inquietud creativa, pero acabó realizando un descubrimiento científico crucial: que el cerebro está hecho de una serie de células nerviosas individuales que se comunican entre sí.

Pensar en cómo funciona el cerebro es como contemplar el cielo nocturno. Cada persona responde a su inmensidad de manera diferente. Ramón y Cajal afirmó que darse cuenta de que todo se comunica con todo equivale a «declarar la imposibilidad absoluta de explorar el órgano del alma». El neurobiólogo Steve Rose se asombra ante las estadísticas: si se corta 50 mm^3 de cerebro, sólo de esta única muestra se obtienen 5 millones de neuronas, 50.000 millones de sinapsis, 22 kilómetros de dendritas y 220 kilómetros de axones. Pero Emily Dickinson lo expresa mejor. El cerebro es «más ancho que el cielo», «más profundo que el mar» y «no es más que el peso de Dios».

Dexametasona para la inflamación. Luces azules cruzando la ciudad hacia el lugar adonde van los niños enfermos. En silla de ruedas por los pasillos, en el ascensor, y de regreso a una sala con un nombre entrañable, donde no han escatimado en adornos navideños. Directo a la cama, con las piernas encogidas, demasiado alto para la colorida cuna. Una visita guiada de bienvenida: nuestra propia nevera, la sala de descanso y la ducha, una rápida lección sobre cómo convertir el sillón en cama. Pero no te sientes aún. Ven a conocerlo. Un neurocirujano sereno, con las mangas enrolladas para afrontar un trabajo infinito. En la habitación se respira una tensión cargada de malas noticias. «No verá su próximo cumpleaños», susurran las paredes. El monitor parpadea. «Haré todo lo que pueda —dice él—. Pero primero necesito más escáneres.»

A veces, hace falta una enfermedad para que veamos cómo son las cosas. La epilepsia ha hecho más que cualquier otra condición en la historia de la neurociencia por integrar los ricos matices de la experiencia humana individual con los conocimientos anatómicos disponibles. La epilepsia ocurre cuando se produce en el cerebro una descarga eléctrica anormal transitoria que provoca una crisis. Ésta puede afectar a una gran parte del cerebro o a tan sólo dos mil neuronas. Los síntomas asociados a una crisis epiléptica reflejan exactamente el funcionamiento normal del cerebro afectado. Por ejemplo, una crisis localizada en el área de Broca, en el lóbulo frontal, interferiría en la capacidad del paciente para hablar.

Los síntomas de las crisis epilépticas son tan complejos como el cerebro que los origina, lo que ha permitido a generaciones de neurólogos utilizar la epilepsia como herramienta para elaborar mapas detallados de la función cerebral. En 1909, el anatomista alemán Korbinian Brodmann dividió la corteza en cincuenta y dos áreas según la microarquitectura celular que había fascinado a Ramón y Cajal, y los neurólogos siguen empleando su esquema para identificar la ubicación de las crisis. Hans Berger registró el primer electroencefalograma (EEG) en 1924, colocando múltiples electrodos en el cuero cabelludo para medir tanto las ondas cerebrales regulares asociadas a la actividad cerebral normal como los picos eléctricos anormales que caracterizan la actividad epiléptica. Hoy en día, el EEG se combina a menudo con la videotelemetría: se observa a un paciente durante días o semanas y, cuando se producen las crisis, se graban en vídeo y se registran mediante EEG, lo que permite establecer una correlación precisa entre la actividad cerebral y la experiencia humana. Cuesta creer que Berger estuviera tan consumido por las dudas que tardara cinco años en publicar su descubrimiento del EEG. Se habría sorprendido al saber lo relevante que sigue siendo, un siglo después.

El neurocirujano Wilder Penfield no mostró tal indecisión. En la década de 1930 fue pionero del procedimiento de Montreal, una operación para localizar y extirpar el foco cerebral responsable de las crisis epilépticas de sus pacientes mientras éstos se mantenían despiertos. Al observar que no sentían dolor bajo el bisturí, aprovechaba la oportunidad para estimular áreas sanas del cerebro de sus pacientes y observar atentamente sus reacciones. Este meticuloso trabajo de neuroestimulación dio lugar al homúnculo de Penfield, una representación distorsionada del cuerpo humano en la que cada parte refleja la sección de la corteza responsable de sus funciones motoras o sensoriales.

La medicación para la epilepsia se mantiene a la vanguardia de la exploración cerebral. En el Hospital Nacional de Neurología y Neurocirugía, situado en la londinense Queen Square, se está llevando a cabo un ensayo para evaluar una nueva herramienta llamada estereocerebrografía. Se insertan múltiples electrodos largos a través del cráneo y en regiones profundas del cerebro para registrar la actividad eléctrica asociada a las crisis epilépticas. Se espera que este mapa detallado facilite cirugías antes impensables en un tercio de los pacientes epilépticos cuyas crisis focales aún no pueden tratarse con medicamentos. Tal vez pronto utilicemos pequeñas sondas para analizar el tejido cerebral normal, lo que proporcionaría a los científicos mapas tridimensionales extraordinariamente detallados de la actividad neuronal. Al revisar la historia de la neurociencia, queda claro que investigar el cerebro nunca ha consistido en confirmar conocimientos que ya tenemos. Con nuevas maneras de observar, surgen revelaciones del todo inesperadas.

Coches y camiones chocan y vuelcan en la pantalla; la película se proyecta invertida junto a la fMRI para que él pueda verla correctamente reflejada en el espejo mientras lo escanean. Sentada junto a la máquina, el ruido es ensordecedor, y su ritmo regular se transforma en una serie de burlas en mi cabeza; tengo que volver a ponerme los protectores auditivos. Un ruido atronador, seguido de sesenta minutos de crujidos, golpes y sirenas. La enorme masa gris se lo ha tragado por completo. Como al ayudante de un mago, sólo se le ven el pelo y los pies. El escáner vuelve a vibrar y toda la cama tiembla. Su mirada se encuentra con la mía en un espejo diminuto, del tamaño de un lápiz labial. Me mira sin parpadear durante un rato antes de volver a *A todo gas*, cuya imagen se ve distorsionada por el campo magnético.

Lo que sabe la máquina. Un nuevo paciente en mis manos. Quieto y callado, con la mascarilla bajada. El helio líquido fluye para enfriar el imán superconductor tras mi última puesta en marcha. El ser humano está compuesto por un 70 % de agua. Cada molécula de agua contiene dos átomos de hidrógeno. Eso significa miles de millones en todo el cuerpo. En el centro de cada átomo de hidrógeno hay un protón que gira sobre su eje, como una pequeña brújula. Fuera en el mundo, los protones que hay dentro de una persona están orientados al azar, pero, atención, cuando activo los 1,5 teslas de mi imán, que es lo bastante potente como para levantar un coche, los protones de todos los átomos de hidrógeno de este chico se alinean como soldados. A continuación, aplico un gradiente de radiofrecuencia para desalinearlos. Cuando lo apago de nuevo, los protones rebotan. No es de extrañar que haga tanto ruido. Mido la señal que emiten los protones al realinearse y registro cada minúsculo vóxel de tejido con cámaras diminutas. Acto seguido, reúno los hermosos datos en una bonita imagen.

El neurocirujano viene a buscarme a la sala. Salimos al pasillo y nos sentamos junto al ordenador. Para comparar, me muestra el TAC de ayer. Inclino la cara hacia la pantalla, pero con la vista borrosa. No quiero volver a verlo. Luego clica la fMRI. Me preparo para oír que la columna vertebral de mi hijo está tan llena de tumores como su cerebro.

El cirujano pasa las imágenes, secciones axiales y coronales. Me atribuye más conocimientos médicos de los que tengo. Este ventrículo, ese lóbulo, aquel vaso, todos los detalles se derrumban ante mis ojos. Pero entonces se detiene en una imagen y algo dentro de mí se despierta. La masa parece diferente aquí. Tiene un aspecto limpio y brillante, como de dibujos animados. El cirujano tiene que repetirlo varias veces antes de que yo oiga lo que me está diciendo. El cáncer no tiene este aspecto en una fMRI. Esto no es un tumor, es sangre.

• • •

Han hecho falta siglos para obtener una imagen decente del cerebro. Wilhelm Röntgen realizó la primera radiografía en 1895, pero su descubrimiento no resultó muy útil para examinar un órgano formado por un tejido blando que lo hace casi invisible en este espectro electromagnético. En 1918, Walter Dandy consiguió excelentes imágenes con la ventriculografía, una técnica que consistía en drenar el líquido cefalorraquídeo de los ventrículos cerebrales y reemplazarlo por aire. Sin embargo, el procedimiento provocaba cambios peligrosos en la presión intracraneal de los pacientes, de modo que no cuajó. En 1927 se efectuó la primera arteriografía cerebral y, en la década de 1970, el panorama de la neuroimagen se transformó con el descubrimiento de las tomografías computarizadas de William Oldendorf y Godfrey Hounsfield. Tras generaciones de pesimismo, estos mapas de densidad, que generan una imagen del órgano a partir de la absorción diferencial de los rayos X, parecían tan mágicos como tomar fotografías del interior del cráneo.

La llegada de la fMRI en la década de 1980 supuso ir un paso más allá. Sin la peligrosa radiación de las tomografías computarizadas, esta nueva tecnología permitió observar la anatomía y la patología del cerebro con una claridad sin precedentes. A raíz de ella, surgieron otras formas más dinámicas de examinar la actividad cerebral instante a instante. Franciscus Donders había utilizado la cronometría mental en 1868 para medir los tiempos de reacción durante tareas cognitivas sencillas. Un par de años más tarde Angelo Mosso había intentado medir de manera rudimentaria cómo se redistribuye la sangre durante la actividad emocional e intelectual. Pero ahora, al aplicar un análisis estadístico que contrasta el flujo sanguíneo en reposo con el flujo durante la actividad mental, la fMRI es capaz de localizar, con un margen de error de apenas unos milímetros, las áreas cerebrales implicadas en una función específica. La fMRI ha dado lugar a la invención de todo tipo de exploraciones, como la SPECT y la PET, por nombrar sólo algunas, cada una de las cuales tiene una utilidad específica para evaluar enfermedades cerebrales como el alzhéimer y el párkinson.

Existen limitaciones reales en la neuroimagen. A modo de anécdota, un estudio de 2009 sobre un salmón muerto mostró señales falsas que parecían actividad cerebral cuando se examinó al pez con fMRI, lo que nos recuerda que debemos ser precavidos al interpretar todos los datos. Más en serio, algunos tipos de enfermedad parecen haber quedado relegados en lugar de beneficiarse del floreciente campo de la neuroimagen. Aunque los trastornos neurológicos se describen cada vez con mayor precisión, los psiquiátricos son más difíciles de captar. Y esto, inevitablemente, da lugar a sesgos: el paciente con un tumor cerebral o encefalitis recibe cierto reconocimiento médico, mientras que quien padece una enfermedad mental tiende a parecer menos importante, simplemente porque aún no sabemos cómo identificar su patología mediante escáneres. Aunque quizá lo más aterrador es que el simple acceso a las técnicas modernas de imagen pueda fomentar la arrogancia. A veces nos dejamos seducir por la sofisticación de las imágenes y nos olvidamos de mirar a los pacientes.

Nos dicen que podemos irnos a casa. Metemos dentro el árbol de Navidad, que habíamos dejado en el jardín envuelto en su malla. Los folletos del hospital están junto a la caja de luces navideñas. «Los cavernomas son grupos anormales de vasos sanguíneos», leo en uno. Pongo las tiras de espumillón. «Aparecen en el cerebro de una de cada 600 personas, pero sólo causan síntomas en una de cada 400.000.» Cuelgo los adornos de papel maché que hicieron los niños cuando eran pequeños. «Las crisis epilépticas y la hemorragia cerebral son las dos consecuencias más graves. Estos cavernomas plantean a los cirujanos un dilema peligroso: ¿qué es más arriesgado, extirparlos o dejarlos en paz?»

El día de Navidad, toda la familia lo felicita. Por supuesto, está demasiado cansado para sentarse a la mesa con el resto de nosotros; no es de extrañar que no le atraiga abrir los regalos. Las luces del árbol parpadean. Me digo que está feliz allí tumbado con mi selección de villancicos de Cambridge. Pasan los días y le administramos esteroides por vía oral. Lo hago caminar hasta el fondo del jardín porque quiero que recupere el equilibrio. Le tiro un limón a su temblorosa mano izquierda y lo hago mover pinzas de la ropa entre diferentes trozos de cartón. Le pongo un bolígrafo en la mano y se lo vuelvo a poner cuando se le cae.

Antes de Año Nuevo, me despierto en mitad de la noche y me encuentro la casa amarilla con las luces encendidas. Está vomitando. Una hora después, en el hospital, nos dicen que está sangrando de nuevo. Se apresuran a enviar las imágenes médicas por todo Londres para hacérselas llegar a los neurocirujanos, quienes responden que no es tan grave como para requerir una intervención inmediata, y, tras un día en observación, volvemos a casa. Ahora es diferente. Se tumba sobre su lado izquierdo en el sofá. No se queja. No puede darse la vuelta ni levantarse sin que uno de nosotros lo ayude. Por la noche, los zorros gritan en el crepúsculo mientras intento adivinar lo que ocurre en los vasos de su cerebro. A la mañana siguiente dice que tiene la sensación de que el cuerpo ya no le funciona y, de repente, sé con total claridad que se nos acaba el tiempo.

• • •

En cierto modo, parece que hemos movido montañas. Los tratamientos neurológicos han superado todas las expectativas. Los ultrasonidos focalizados actúan sobre las lesiones profundas del cerebro sin dañar el tejido circundante. Están ayudando a los pacientes con parálisis a recuperar el movimiento. Los implantes de retina están revirtiendo casos de ceguera. Y también estamos desarrollando continuamente nuevas investigaciones. Ahora utilizamos la iluminación láser pulsada para examinar la acción de las sinapsis en tiempo real. Podemos combinar la genética y la imagen para observar las interacciones, no sólo entre neuronas individuales, sino también entre los iones y las proteínas que contienen. Se están haciendo grandes avances en la investigación con células madre y en las interfaces cerebro-ordenador. Se ha trazado el conectoma completo de un ratón, cortando su cerebro en diez mil láminas de menos de 30 nanómetros de grosor, que se han escaneado con un microscopio electrónico y reconstruido en un deslumbrante tecnicolor.

Pero la cirugía cerebral sigue siendo sólo cirugía. Por muy sofisticada que se vuelva la neurociencia, por muy precoces que sean nuestros avances, sólo tenemos un cerebro, ese mismo órgano sólido que Aristóteles y Thomas Willis estudiaron de manera minuciosa hace siglos y que reposa dentro de su envoltura ósea. Tranquilizadoramente físico. Aterradoramente simple. Se trata de un órgano blando dentro de una caja hermética. Si se lesiona y se inflama demasiado, morimos.

Llega un celador con una camilla y mi hijo la rechaza. El celador le ofrece una silla de ruedas y él también

208

rehúsa. Se levanta despacio de la cama, con la cabeza rígida como la de una muñeca. Se mueve con paso inestable, con una enfermera a un lado y nosotros dos al otro, hasta el ascensor. Se queda de pie esperando a que llegue, una vez dentro se mantiene erguido, sale y recorre todo el pasillo hasta la sala de anestesia. Lo estoy llevando a su destino, a un lugar donde le abrirán el cuero cabelludo, el cráneo y el cerebro. Y sólo Dios sabe lo que pasará después. Me concentro en el ruido de la puerta del ascensor, el brillo del suelo, las paredes color crema que marcan el límite entre el pasillo normal y el quirúrgico. Fijo la mirada en el rostro competente de la anestesista. Él se acuesta y yo le cojo la mano. Nos miramos mientras cuenta lentamente, llegando mucho más lejos de lo esperado, y yo me mantengo imperturbable hasta el momento en que él me suelta la mano.

Cuando al artista estadounidense William Utermohlen le diagnosticaron alzhéimer, decidió documentar el curso de su enfermedad con una serie de autorretratos, uno cada año hasta su muerte en 2007. Esta pequeña crónica es lo opuesto a la historia de la neurociencia: a lo largo de las ocho imágenes, la capacidad de ver y la información disponible disminuyen de forma progresiva. Los autorretratos de Utermohlen son un testimonio secuencial de la desintegración absoluta de la identidad de un hombre e ilustran cómo, cuando el cerebro se daña, se ve privado de su ancla lógica y fragmenta la realidad. Pero no todas las enfermedades cerebrales acaban mal.

Me detengo en la entrada de la casa y observo cómo se va haciendo cada vez más pequeño. En la tranquilidad de la mañana, el único ruido es el de los neumáticos sobre el asfalto. Está más delgado que hace un mes, y yo también. Tiembla un poco sobre su monopatín, como tiembla mi propio corazón. Lleva la capucha puesta, ocultando lo que hay debajo: un fino vendaje blanco que cubre una estrecha franja de piel afeitada y una herida de unos 13 centímetros, ennegrecida por la sangre y los puntos de sutura. ¿Y yo? He cambiado en cada una de las células de mi cuerpo. Pienso en todo lo que he aprendido de los libros que he leído sobre el cerebro y todo lo que he visto en las últimas semanas que nunca pensé que vería. Y llevo mi mente dispersa a un punto de quietud: la capacidad ilimitada del cerebro para adquirir conocimientos nuevos, para repararse, para vivir. A lo lejos, él intenta dar un pequeño salto, sin apenas separar los pies de la tabla. Y, por primera vez, me atrevo a imaginar que pronto volverá a sus antiguas acrobacias.

El hígado

¿Cómo volver a empezar?

Espero un momento a que se me acompase el corazón y cruzo la entrada principal con pórtico.

Estoy aquí para asistir a una operación heroica, el trasplante de hígado de un donante vivo, que consiste en que una persona sana (generalmente un familiar) dona una porción de este órgano a un paciente que lo necesita. Menos de uno de cada diez trasplantes de hígado en el Reino Unido son donaciones en vida, y la operación se realiza en sólo tres hospitales, donde se encuentran los mejores especialistas. Al no tener más que un hígado, no hay margen para el error. El cirujano tiene que alcanzar un equilibrio perfecto, extrayendo la cantidad adecuada de tejido para el receptor enfermo y dejando suficiente para que el donante pueda sobrevivir.

El interior del hospital me resulta tan familiar como la casa de mi niñez. El olor es tan característico como el olor propio de cada individuo.

Aparece la coordinadora de trasplantes y nos dirigimos directamente hacia el pasillo. La paciente de hoy es una niña de cinco años que padece un trastorno genético raro, dice. Por norma, una serie de reacciones de las células hepáticas permite que el nitrógeno se transforme en urea, que luego se elimina por los riñones. Pero si falta una enzima hepática clave, el amoníaco se acumula peligrosamente en la sangre. Sin tratamiento, se produce una lesión cerebral. La enfermedad puede ralentizarse con medicamentos y una dieta baja en proteínas, pero el trasplante es la única cura.

En la sala de pediatría, se detiene y me dice que nos vemos allí. Así que sigo andando y no tardo en cruzar las puertas dobles que dan a los quirófanos principales. Aquí era donde corría sin descanso cuando era una residente insaciable, ansiosa por dedicar cualquier momento libre a ayudar; aquí es donde me empapé de sangre por primera vez cuando un paciente tuvo una hemorragia, y donde sudé durante mi primera apendicectomía en solitario. Paso por delante de la recepción vacía y recuerdo a la enfermera jefe que se sentaba detrás del mostrador y nos soltaba reprimendas amistosas a todos, lo invulnerable que me sentía entonces. En el vestuario me pongo la bata y los pantalones quirúrgicos, y me siento en el banco de listones de madera.

Arriba, están preparando los quirófanos contiguos para una cirugía simultánea. Me detengo en la puerta, y veo al padre tenderse en la mesa de operaciones, después de indicar su nombre y su fecha de nacimiento. Y cuando el anestesista le pide que cuente hasta diez, vuelvo a ver el rostro de mi hijo mientras contaba hasta perder el conocimiento sin la certeza de que volvería a despertar.

Pero en ese momento los ojos del paciente se cierran y entro en la sala, y la simple mecánica quirúrgica que me ha fascinado toda la vida se impone. El silencio se convierte en bullicio. Una enfermera inserta un catéter y una radio empieza a sonar. El cirujano afeita y prepara el abdomen, cubriéndolo con yodo y extendien-

212

do paños verdes para enmarcar un cuadrado exacto de piel desnuda. El perfusionista prepara el recuperador celular, una máquina sin la cual no puede iniciarse ningún trasplante de hígado, cuya función es recoger, lavar y reinfundir rápidamente la sangre perdida durante la cirugía en caso de que las pérdidas sean masivas. La coordinadora de trasplantes escribe en la pizarra el nombre de la operación: «Resección del segmento lateral izquierdo para donación en vida.» Cuando ahora se refieren a él, es como al donante, no como al padre, ni siquiera como al paciente, y yo sólo pienso en lo importantes que son estos signos clínicos para que un cirujano pueda trabajar cuando el especialista se acerca a la mesa de operaciones. Con un movimiento hábil, el abdomen del donante se abre como un ojo bajo su bisturí. Penetra en el peritoneo, revelando un paisaje intacto de la anatomía abdominal, y allí, en el centro del campo quirúrgico, está el hígado.

El hígado es el órgano sólido más grande del cuerpo. Anclada con firmeza al diafragma, esta densa pirámide de tejido ocupa toda la parte superior derecha del abdomen y parte de la izquierda. Engañosamente sencillo, visto de frente, con su superficie lisa de color granate apenas interrumpida por un pliegue de peritoneo llamado ligamento falciforme, el dorso del hígado cuenta otra historia. Aquí, un conjunto de estructuras anatómicas revela lo trabajador que es. Ese vaso azul marino, más grueso que un pulgar, es la vena cava inferior, que transporta toda la sangre del hígado y de la región inferior del cuerpo al corazón. Esa estructura de color verde brillante, del tamaño y color de un globo de cumpleaños a medio inflar, es la vesícula biliar, donde se almacena la bilis. Y ese nudo de aspecto enrevesado, por donde entran y salen la mayoría de los vasos principales del hígado, es la porta hepatis.

¿Qué hace el hígado? Como es bien sabido, desintoxica. Actúa como un gran filtro, depurando la sangre que llega del intestino a través de la vena porta hepática, devorando bacterias, hongos, parásitos y restos celulares. Descompone los glóbulos rojos viejos. Convierte el amoníaco en urea y produce enzimas que transforman las hormonas, los fármacos y el alcohol en metabolitos inofensivos. También es una meca de la nutrición. La glucosa que no se necesita de inmediato se convierte en glucógeno, que puede liberarse rápidamente entre comidas cuando descienden los niveles de azúcar en sangre; los ácidos grasos se transforman en una forma de energía llamada adenosina trifosfato, y los aminoácidos se reponen para construir proteínas. Pero el hígado no es sólo un híbrido entre despensa y planta de eliminación de residuos. También produce numerosas sustancias esenciales para el organismo. La bilis, que ayuda a digerir las grasas y elimina los desechos de la sangre, se crea aquí, al igual que el colesterol y la albúmina, los factores de coagulación e inmunitarios, y metaboliza las hormonas que necesitamos para regular la función sexual. Una ventaja adicional de toda esta actividad es el calor. El hígado está tan ocupado que la energía que genera calienta la sangre que lo recorre.

Es difícil, en unas pocas líneas, hacer justicia a un órgano con más de quinientas funciones vitales. Pero me alegra admitirlo, mantener mi elogio breve y dirigir la atención a otro lugar. Porque lo que realmente me fascina del hígado no es su fisiología estándar, el virtuosismo con el que se desempeña en condiciones normales, sino la forma única en que este órgano es capaz de responder al peligro.

· · ·

El cirujano recorre con el dedo el suave hígado, intentando localizar las partes por donde los vasos principales, bajo su superficie brillante y traicionera, se dividen en sus ramas constituyentes. Si calcula mal el siguiente paso, se producirá una hemorragia catastrófica. Pienso en lo que me dijo el neurocirujano después de la operación de mi hijo, olvidando, en su alivio postoperatorio, que yo lo escuchaba como madre, no como médica: que la sangre de su cerebro estaba bajo una gran presión cuando lo abrieron. Él se apoya en mí; siento su calor y su peso mientras moviliza el segmento lateral izquierdo, que representa una cuarta parte del volumen total del órgano y es idóneo para el trasplante. Identifica la porta hepatis, y excava más para aislar los afluentes que necesita preservar para que el injerto sobreviva. Tiene el pulso firme, pero lo oigo murmurar mientras busca la vena porta. Puedo olerla, pero no oírla. Con calma ahora, con calma.

Luego recoge el trozo de carne con ambas manos y lo coloca en el recipiente brillante que le tiende la enfermera instrumentista. Me mira por encima de las gafas y asiente con la cabeza, una señal tácita para que siga a la enfermera a la sala contigua, donde está a punto de desarrollarse el hermoso desenlace de esta escena quirúrgica, lo que he venido a ver. Allí, en medio de un paisaje verde, se abre el abdomen de un niño como un libro, con sus órganos en miniatura brillando como joyas. Allí, una segunda cirujana de trasplantes espera con sus pequeñas manos cruzadas sobre el pecho, lista para extraer el diminuto hígado que ha desprendido de sus anclajes, agotado tras apenas cinco años de vida. Pronto estaré ahí de pie, presenciando cómo ella introduce el segmento del padre en el cuerpo del hijo y observando, con la admira-

215

ción de quien ha intentado alcanzar ese nivel de experiencia y ha fracasado, cómo ella realiza cada delicada anastomosis para suministrar sangre fresca al hígado trasplantado y devolverlo a la vida. Pero, en ese momento, no puedo moverme. Estoy clavada al suelo, mirando la cavidad profunda y oscura del abdomen del padre, con el borde chamuscado y gastado de su órgano cortado, y me hago una pregunta: ¿cómo es posible que una persona se repare a sí misma después de una lesión tan grave como ésta?

En 1931, los científicos G. M. Higgins y R. M. Anderson llevaron a cabo un experimento revolucionario. Impacientes por poner a prueba la mitificada capacidad de regeneración del hígado, descartaron toda cautela, anestesiaron a una rata y le extirparon dos tercios de este órgano. Lo que sucedió los dejó sin habla. El roedor no sólo sobrevivió —un ataque de tal magnitud a cualquier otro órgano vital casi seguro que habría sido mortal—, sino que su recuperación pareció más obra de la magia que de la medicina. Inclinados sobre el abdomen abierto de la rata, con las manos aún húmedas por la cirugía, los dos hombres habrían jurado que el tejido empezaba a regenerarse ante sus ojos. Tres días después, no había duda. El hígado había recuperado por completo su tamaño y su función originales.

La cirugía de trasplante de hígado de donante vivo, pionera en Chicago en 1989 e introducida en el Reino Unido seis años después, nunca habría sido posible sin este primer experimento. Pero han sido las innumerables hepatectomías parciales posteriores las que han permitido a los científicos no sólo presenciar por sí mismos el aparente milagro de la regeneración del hígado, sino también empezar a comprender cómo funciona. La primera sorpresa es que la renovación de los tejidos hepáticos no se realiza mediante células madre, como suele ocurrir en tejidos de alta renovación, como la piel o el intestino. Aquí, la microscópica fuente de energía es una célula llamada hepatocito, que representa más del 80 % de la masa del órgano. Situémonos.

El hígado tiene dos lóbulos principales, que se dividen en ocho segmentos, y cada uno contiene mil lóbulos de un milímetro de diámetro. Es fácil imaginarlos en conjunto, como una cuadrícula de unidades hexagonales perfectamente simétricas, encajadas unas en otras como las celdas de una colmena. Pero si nos acercamos más a la acción, veremos cómo este lóbulo individual tiene una vena central y seis puestos de vigilancia en sus ángulos exteriores. Conocidas como tríadas portales, cada una de estas réplicas microscópicas de la porta hepatis contiene una pequeña rama de la arteria hepática, la vena porta y el conducto biliar. La bilis fluye hacia fuera, hacia las tríadas portales, mientras que la sangre lo hace hacia dentro, hacia la vena central, por unos vasos capilares llamados sinusoides. Las perforaciones en las paredes de los sinusoides permiten que la sangre pase a una zona llamada espacio de Disse. Y aquí es donde se encuentran todos los hepatocitos, listos para realizar no sólo el trabajo metabólico del hígado, sino también su gran truco de regeneración.

A diferencia de la mayoría de las demás células, los hepatocitos están dotados de un núcleo, y es la capacidad sintética extra que les proporciona esta duplicación de su ADN lo que les permite responder tan bien a las lesiones. Cuando se extirpa un trozo de hígado, se expresan más de cien genes adicionales, lo que desencadena una cascada de reacciones químicas que estimulan a los hepatocitos restantes a repoblarse, y éstos lo hacen aumentando primero de tamaño y luego de número. La biología celular puede ser difícil de entender, pero la versatilidad del hígado nunca deja de sorprenderme. El hígado de un perro grande, trasplantado a un perro pequeño, se encogerá hasta adaptarse perfectamente al abdomen del receptor. Los fragmentos de hígado, trasplantados a lugares remotos del cuerpo, comenzarán a crecer al mismo tiempo que el órgano madre si se realiza una hepatectomía parcial. La antigua historia de Prometeo, condenado a que un águila le picotease el hígado y éste se regenerase cada día durante toda la eternidad, puede ser exagerada, pero no tanto. Un solo hígado puede regenerarse después de hasta doce resecciones parciales consecutivas.

Por supuesto, todo esto plantea una pregunta obvia. Si el hígado es tan bueno regenerándose, ¿por qué hay personas que sufren insuficiencia hepática o acaban necesitando un trasplante? La respuesta simple es que los hepatocitos no responden de la misma manera a la enfermedad que a la cirugía. Pero antes de dar más detalles, veamos algunos datos básicos.

La mortalidad por enfermedades hepáticas se ha disparado un 400 % en los últimos cincuenta años. Hay más de un centenar de enfermedades genéticas, autoinmunes y vasculares que pueden afectar a este órgano, pero la verdad es que el 90 % de las enfermedades hepáticas se deben a sólo tres causas: la hepatitis viral, el hígado graso y el alcohol.

Los peligros del alcohol son bien conocidos, y muchos somos conscientes de la hepatitis B y C, infecciones virales que suelen transmitirse por la sangre u otros fluidos corporales. Pero la nueva amenaza más agresiva, la enfermedad hepática no alcohólica, todavía es relativamente desconocida. La British Liver Trust estima que uno de cada tres adultos en el Reino Unido muestra signos tempranos de esta afección y predice que su manifestación más severa, la esteatohepatitis no alcohólica (EHNA), se convertirá en la causa más frecuente de cirrosis e insuficiencia hepática terminal en el Reino Unido durante la próxima década. Es lógico pensar que las personas obesas son las más vulnerables. Sin embargo, investigaciones recientes indican que una dieta rica en azúcares basta para poner en riesgo a una persona, aunque no consuma mucha grasa. La enfermedad del hígado graso no alcohólico se ha detectado tanto en niños como en personas con peso normal.

Hay que tener en cuenta, no obstante, que, en el caso de las enfermedades hepáticas, la causa importa poco, ya que la secuencia patológica es la misma. Primero aparece la inflamación. Si el desencadenante persiste, da paso a un endurecimiento del órgano denominado fibrosis. Y si sigue sin remitir, se instala la cirrosis, caracterizada por cicatrices, nódulos anormales y cambios vasculares. Los hepatocitos se defienden muy bien contra las dos primeras fases: la regeneración, al igual que el perdón, puede ocurrir tantas veces que la persona lo da por sentado. Pero cuando se produce una insuficiencia hepática, no hay vuelta atrás. A veces, esto puede ser bastante repentino. La insuficiencia hepática fulminante se produce en personas que anteriormente estaban bien y cuyo hígado sufre una lesión repentina y grave, como una infección viral, una sobredosis de paracetamol o una intoxicación por setas venenosas.

Más comunes son los casos de personas con enfermedad hepática crónica, que ha avanzado más allá de las etapas tempranas y reversibles hasta llegar a la cirrosis. Aquí es cuando el órgano ya no da más de sí y no puede repararse solo. Además de presentar ictericia y episodios de confusión, los pacientes cirróticos suelen estar delgados, pero con el abdomen y los tobillos hinchados por la acumulación de líquido, y pueden llegar al hospital sangrando por la boca o el ano. Para las personas que se encuentran en esta situación, las opciones son muy drásticas. O se someten a un trasplante de hígado o mueren.

Es viernes a la hora del almuerzo y se está formando una cola fuera de la gran sala de conferencias. Algunos vienen de la cantina, con un sándwich o un café en la mano. Todos se detienen para coger una lista del montón que hay junto a la puerta. Cuando entro, la mayoría de los asientos alrededor de la mesa ovalada ya están ocupados. El profesor que ha sido mi guía esta semana sonríe antes de volverse hacia el cirujano de trasplantes que realizó la primera parte de la donación en vida. Un anestesista con bata se inclina sobre la mesa para charlar con un par de consultores de la Unidad de Cuidados Intensivos (UCI). La familiar clasificación por colores de los uniformes del NHS me ayuda a identificar a un terapeuta ocupacional y a un par de fisioterapeutas, algunas enfermeras —una de ellas con una placa que la acredita como «especialista en alcoholismo»— y un asistente social. El hepatólogo, a quien he estado acompañando en sus rondas, permanece de pie en la parte delantera de la sala, con las mangas enrolladas, hablando por su teléfono móvil. Una médica residente deja su ordenador portátil en la mesa; el exceso de trabajo se adivina en su piel y su pelo. Me apretujo junto a alguien en el alféizar de la ventana y repaso los datos en mi cabeza mientras la reunión semanal de la lista de trasplantes parece estar a punto de empezar.

En el Reino Unido se realizan mil trasplantes de hígado al año. En este momento, hay quinientas personas en lista de espera, de las cuales el 15 % morirá antes de recibirlo. Hay siete centros de trasplantes, cada uno con su propia lista, y cada paciente sólo puede estar en una. En este hospital, el centro más grande de Europa, donde se realizan más de una quinta parte de los trasplantes de hígado del país, hay actualmente doscientas personas en lista de espera, procedentes de lugares tan lejanos como Belfast, Plymouth, Bristol y Derriford.

El acceso prioritario en la lista de trasplantes se determina según criterios acordados a nivel nacional. El primero es la puntuación del Modelo Británico para la Enfermedad Hepática en Fase Terminal (UKELD). Esta cifra predice la probabilidad de que alguien muera de forma inminente por cirrosis hepática y se obtiene a partir del análisis de diversos resultados sanguíneos que permiten evaluar la función hepática y el estado fisiológico general del individuo. El paciente debe obtener una puntuación mínima de 49 y ésta se revisa cada mes. Tener un UKELD dentro del rango adecuado indica básicamente que la persona está lo bastante enferma para necesitar un trasplante, pero lo bastante fuerte como para sobrevivir a él. Sin embargo, si ser seleccionado para un trasplante de hígado fuera tan sencillo como alcanzar un objetivo numérico, no habría necesidad de reuniones. El segundo factor determinante, de igual importancia que el UKELD pero mucho menos cuantificable, es lo que se dice en esta sala.

El especialista se acerca al atril y empieza a presentar a los pacientes de hoy. De los dos primeros, apenas logro entender la jerga y el veredicto. Mujer de cincuenta y tres años, síndrome de Caroli, asociado con riñones poliquísticos y sepsis biliar reciente. UKELD 50: LISTA. Hombre de treinta y cinco años, atresia biliar diagnosticada al nacer, tratada con procedimiento de Kasai. Descompensación aguda con hemorragia gastrointestinal superior y encefalopatía. UKELD 54: LISTA.

Pero a medida que la conversación se prolonga y aborda casos más complejos, empiezo a prestar verdadera atención. Una mujer que tiene la mitad de mis años, con una enfermedad autoinmune y tuberculosis, plantea un dilema, porque su UKELD no alcanza el mínimo necesario por un punto. El médico en formación subsana las lagunas: la paciente hoy por hoy no presenta ascitis, encefalopatía ni varices, pero no tardarán en aparecer. Un anestesista informa sobre su estado físico general y confirma que está preparada para la cirugía. Un dietista comenta que sus datos antropométricos parecen buenos. Un asistente social avala su actitud positiva: no la hemos obligado a venir, lo ha hecho por su propio pie. Todos coinciden en que esta mujer está lo bastante enferma como para recibir un trasplante y que está haciendo todo lo posible por entrar en la lista. El médico que preside la reunión parece angustiado. El sistema de puntuación UKELD es el mejor que existe, dice, pero a veces no se adapta de manera adecuada a cada paciente. Se acuerda por unanimidad adoptar la medida poco habitual de presentar su caso ante el comité nacional de apelación.

Otra paciente provoca división de opiniones. No hay duda de que está lo bastante enferma para justificar un trasplante. La cuestión es si podrá sobrevivir a uno. La enfermera especializada en alcoholismo ratifica su abstinencia, pero cuando el médico pregunta hasta qué punto puede esperarse que se recupere físicamente, la dietista responde que tiene muy poca masa muscular y un IMC bajo. Al final, el grupo llega a un consenso: deben establecerse unos parámetros objetivos para esta mujer y reevaluar su caso dentro de un mes.

Los siguientes pacientes no tienen tanta suerte. A una mujer de sesenta años con cirrosis por EHNA, que lleva más de un año esperando un nuevo hígado, se la retira rápidamente de la lista debido a un diagnóstico reciente de cáncer de intestino. A un hombre de sesenta y cinco años se lo considera demasiado frágil para un trasplante y también se lo borra. Sin embargo, al margen del resultado, los casos de la semana son presentados y analizados cuidadosamente, muchos de ellos con gran detalle, no sólo en lo que respecta a la enfermedad hepática y al estado fisiológico general de cada paciente, sino también en relación con su historial de consumo de drogas y alcohol, su capacidad mental y su estilo de vida, y el grado de apoyo familiar o personal que reciben.

He asistido a reuniones multidisciplinares durante toda mi vida laboral, sesiones semanales en las que los médicos se reúnen para intercambiar información compleja y se llega al plan óptimo para cada paciente, dentro del contexto de un entendimiento por lo general tácito de que los recursos son limitados y no se puede hacer todo por todos. Yo también soy paciente de este sistema. Cada año, en el Royal Brompton Hospital, un médico pronuncia mi nombre, expone la información más relevante de mi historial clínico cardiovascular y el progreso gradual de mi enfermedad, y se discute mi caso en términos tan francos que mi presencia queda excluida, y que culmina con un veredicto sobre el momento oportuno para someterme a una cirugía cardíaca. Pero nunca había presenciado una reunión como ésta.

No hay nada abstracto en lo que está sucediendo aquí. Ahora mismo, en esta sala de conferencias se están tomando decisiones de vida o muerte: se está considerando o denegando la asignación de órganos preciosos. Se trata de una reunión de equipos multidisciplinares como ninguna otra, en la que los pacientes deben mantenerse en un delicado equilibrio entre la enfermedad y la aptitud para aspirar siquiera a una oportunidad de salvación; en la que el personal, que pasa la mayor parte de la semana cuidando de estos mismos pacientes, sin moralizar sobre cómo han llegado a contraer insuficiencia hepática, debe dejar de lado cualquier sentimiento para asumir el papel de juez y jurado. Pienso en algo que oí decir a Yo-Yo Ma en una ocasión: que lo que hizo a Bach un compositor tan extraordinario fue su capacidad para equilibrar la compasión por la humanidad con una objetividad implacable. Y de pronto me doy cuenta de que es precisamente esta cualidad, la capacidad de mantener una especie de ambigüedad moral, lo que he presenciado en la Unidad Hepática y lo que me ha impresionado más profundamente que cualquier otra cosa que haya visto en todos mis años dedicada a la medicina. El médico que preside esta reunión es también la persona a la que he observado en las salas, no sólo ayudando a los pacientes a aceptar sus nuevos hígados recién trasplantados, sino también cuidando a aquellos sobre los que él mismo ha decidido, junto con otros, que nunca tendrán uno. Los cirujanos cuya cirugía de trasplante he admirado son las mismas personas que están dispuestas a que las llamen a cualquier hora del día o de la noche para extraer órganos de pacientes fallecidos que, en este preciso momento, están en algún lugar del mundo, viviendo sus vidas, ajenos al hecho de que, en breve, un acontecimiento totalmente imprevisto los llevará a una muerte rápida y en condiciones lo bastante óptimas como para poder donar un órgano.

Y quizá lo que de verdad me remueve sea volver a tomar conciencia, a través de este hecho extraño y desconcertante, de la absoluta imprevisibilidad que rige nuestras vidas. Porque, cuando se presenta el último caso de la reunión —un hombre vih positivo con un largo historial de abuso de alcohol y drogas intravenosas, que ya ha recibido dos trasplantes de hígado pero ha vuelto a enfermar—, me doy cuenta de que sólo estoy concentrada a medias. También pienso que toda la sabiduría del mundo no puede protegernos. Oigo a un médico decir que este hombre es poco fiable y reticente, a otro argumentar que ha aguantado más de seis meses sin beber ni consumir drogas, y que tiene tres hijos pequeños, y al profesor intervenir para recordar a todos que este tipo de enfermedad hepática tiene que ver con la biología, no con el carácter. Y aunque sé que estoy deseando que se recupere este paciente, cuya vulnerabilidad extrema me recuerda a algunos de mis seres amados, también me distraigo. Pienso en el pequeño lienzo de dolor de aquellos a quienes amo. A un amigo le diagnostican esclerosis múltiple. Un hijo se pega un tiro en el cobertizo del jardín. A un marido se le desbarata el corazón mientras mueve algo en su jardín. Una hija aprende a autolesionarse. A un niño pequeño le diagnostican una enfermedad que acortará su vida y a una madre soltera le diagnostican cáncer. Una hermana va a la cárcel por un delito que cometió mientras padecía una enfermedad mental. Un padre cae en una psicosis de la que no puede salir. Una madre sucumbe a la demencia. Un colega se ahorca. Cuando el médico responsable dice que se ha acabado el tiempo y que tendrán que volver a este complejo caso la semana que viene, miro la lista que tengo en la mano. El papel es sólido, tangible; levanto con la uña la grapa de la esquina y noto el grano iluminado por el sol, con los nombres, las edades y los números de hospital impresos a la izquierda, identificadores esenciales, negros y gruesos sobre un fondo blanco. A veces, ni siquiera la mejor medicina puede salvar a una persona. Entonces, ¿cómo volvemos a empezar?

En la sala de pacientes ambulatorios, el sol esculpe sables de luz en el polvo. Gemma le está preparando una infusión a un estudiante joven que tiene problemas para dormir. Él le dice que no pasa un solo día sin dar gracias a su buena estrella, pero, tras un silencio que ella no llena, reconoce que lo que realmente siente es rabia. Ninguno de sus amigos tiene que preocuparse por su salud. Las pastillas le dan sueño y hambre, y le provocan acné. Cuando volvió al colegio después de su trasplante hace unos años, lo acosaban por sobrepeso y no se ve con fuerzas de volver a pasar por eso. Hacer ejercicio de manera frenética lo ayuda a mantenerse en forma, pero por la noche se siente ansioso. Tras media hora, el tiempo que el NHS suele dedicar a tres pacientes, se marcha con una nueva cita programada y un cuestionario sobre el sueño. Le dice a Gemma que nunca había hablado con tanta franqueza sobre su enfermedad.

En la consulta de al lado, Marianne está sentada con una chica de dieciséis años que tiene una enfermedad autoinmune. La chica está desesperada por conseguir un hígado nuevo, pero no está lo bastante enferma para entrar en la lista de espera. Mientras tanto le han prescrito un tratamiento severo a base de prednisolona y azatioprina para mantener a raya la enfermedad. La doctora adopta una expresión neutral cuando su paciente admite que no toma la medicación más del 20 % de las veces y le explica los beneficios de la marihuana, el aloe vera y la cúrcuma. Espera a que acabe para preguntarle qué quiere hacer, y de repente me sorprende pensar cuánto tiempo dedica un médico a impartir sabiduría y qué poco a atender los sentimientos del paciente ante su enfermedad y su tratamiento. Cuanto más cede la médica el control, más empieza la chica a mirarla a los ojos y a animarse, y entre las dos pronto llegan a un plan imperfecto pero realista. Es algo sorprendentemente radical de ver.

· · ·

En la Todd Ward, una placa grabada cuenta la historia aleccionadora del médico que dio nombre a la sala, cuya vida se resume, irónicamente, en tres simples datos: su dedicación a la medicina hepática, la invención del reconfortante ponche caliente y su fallecimiento por cirrosis alcohólica. En uno de los cubículos, el médico que presidió la reunión de la lista de trasplantes está junto a la cama de un paciente. Siga administrando metilprednisolona, le dice al médico residente, y compruebe que la AST sea igual o inferior a 50 en los próximos días. Si no lo consigue, realice una biopsia. Recuerde que el rechazo es un diagnóstico histológico. Cuando pronuncia la palabra «rechazo», la paciente se envuelve en la bata y se echa a llorar. Yo aparto la mirada y la fijo en el estampado de campanillas de las cortinas de nailon, el líquido serosanguinolento procedente del drenaje de la paciente y una tarjeta apoyada en el alféizar de la ventana con un mensaje cariñoso de su madre y Clive. El médico se sienta a su lado. No hay por qué preocuparse, le dice tomándole la mano. La palabra «rechazo» suena fatal, pero lo que estamos presenciando no es más que la respuesta inmunitaria de su nuevo hígado. Esto le ocurre a la mitad de nuestros pacientes y no significa que esté pasando nada malo. Ella asiente entre lágrimas. Pidan a la unidad de dolor que evalúe la analgesia, les dice a los residentes antes de volverse hacia ella. No hay prisa, la llevaremos a casa cuando esté lista.

En una habitación lateral al final de la sala, una mujer se está muriendo. Es mayor, pero no demasiado, está más o menos entre mi edad y la de mi madre. Un camisón rosa crema de hospital descansa sobre la superficie

227

ondulada de la tabla que le sostiene el esternón, y apoya los brazos sobre las sábanas limpias y dobladas, como una niña. Ella ha sido la hija de alguien. Algún día, cuando yo ya no esté aquí para consolarlos, mis hijos estarán así. La puerta está entreabierta y esto es lo que veo. La doctora llama a la mujer por su nombre, le coge una mano de entre las sábanas y se la aprieta, y luego sonríe; debe de notar que ella le devuelve el apretón. Sin soltarle la mano, se presenta y le explica por qué está allí. Si yo sólo pudiera ver a la doctora, no sabría que está hablando con alguien al borde de la muerte. Me parecería que está manteniendo una conversación normal. Parpadea si me entiendes, la anima. Al no haber respuesta, ella baja la mano, pero no para rendirse ni para marcharse. Rodea la silenciosa cama de la apartada habitación, coge una bolsita de saliva artificial y un bastoncillo de algodón rosa, lo moja y le explica lo que va a hacer antes de aplicárselo a los labios para humedecérselos. Nada hay hermoso en esos labios. Pero, a juzgar por el cuidado y la suavidad con los que la doctora los toca, se diría que son los labios más voluptuosos del mundo y la operación el mayor placer que pueda dar el roce de la boca más bonita. Por eso creo que esa mujer, la que es tocada, la que siente cómo la esponja entra en contacto con su boca y se la humedece con tanta delicadeza, recordará lo bella que es justo antes de morir. Recordará sólo eso: el día, el aire, los olores y quién era ella en ese preciso instante, en ese instante que, mientras ocurría, jamás habría imaginado que le daría el último eco precioso de su vida.

Hoy Linda anota tres trasplantes de hígado en la pizarra blanca de la sala de café del quirófano. El apuesto cirujano sirio, que ha estado de guardia de trasplantes las veinticuatro horas del día toda la semana, dormita con las piernas colgando del brazo del pequeño sofá de plástico, soñando con una bicicleta nueva. En el pasillo del Instituto de Estudios Hepáticos, investigadores de todo el mundo ocupan sus puestos de trabajo, mientras los residentes se desperdigan por la UCI hepática y las salas para ver cómo están los pacientes más graves antes de que lleguen los especialistas. El patólogo hepático introduce la primera lámina de la pila de biopsias urgentes que se han acumulado durante el fin de semana y se inclina sobre el microscopio. Los quince coordinadores de trasplantes cambian de turno, y Agi se va con la satisfacción de otra noche de trabajo bien hecho, pero sabiendo que ya no está a tiempo de ver a su hija antes de que la lleven al quirófano de un hospital del otro extremo de la ciudad para una operación de amigdalectomía. Gemma se ducha después de su carrera matutina y se pregunta si ése será el día en que finalmente se atreva a decirles a todos que está embarazada. Miriam se bebe el último sorbo de café antes de ir a ver a su paciente más joven, que acaba de salir de una operación de trasplante. Sentadas a la tenue luz de la oficina, Dee y su equipo teclean en silencio, sin saber que son las secretarias que más trabajan del planeta. Los carteles en las paredes anuncian la jubilación de uno de los dos profesores más veteranos, mientras su colega cirujano, de la misma edad, entra con su bicicleta en el gran vestíbulo del hospital, sumando otra semana a las tres décadas que ya ha dedicado a este lugar.

Me he vuelto prudente con las conclusiones. Pero hay algo que sí sé: no podemos separarnos de quienes cuidamos, del mismo modo que nuestra fortaleza y vulnerabilidad son inseparables. Un cambio reciente en la ley sobre la donación de órganos parece reconocer la voluntad de una persona de ayudar junto con su deseo de ser salvada. Quién sabe, de un día para otro, qué privilegio tendrá cada uno de nosotros, dar o recibir.

De: GWeston@hotmail.com
Para: psychmed@rbh.nhs.com
Asunto: médico/paciente en busca de apoyo
Fecha: 25 de mayo de 2024

Estimado Departamento de Psicología:

Soy paciente de su hospital y médica del NHS. Tengo una enfermedad valvular mitral crónica que ha avanzado. Me gustaría saber si puedo concertar una cita con uno de los miembros de su equipo.

Atentamente,
Gabriel Weston
F87148

El corazón

Se acaba el fin de semana, y es una de esas tardes otoñales en que el aire huele a pólvora. Empujo la bicicleta hasta el recibidor, enciendo los faros delantero y trasero y vuelvo a la cocina para revisar el móvil. Al escuchar con atención, me llega un *collage* de sonidos. El golpeteo rítmico de mi hijo tocando la batería electrónica en el piso de arriba y el murmullo de la ducha de mi hija mientras, en la habitación de al lado, las gemelas discuten amigablemente sobre la consola ps4. Ya no solemos estar así de juntos muy a menudo y se respira una intimidad de la que me resisto a separarme. Pero he recibido un mensaje de uno de los coordinadores de trasplantes en el que me pregunta si me gustaría asistir a una extracción de órganos esta noche, y es demasiado tentador para ignorarlo.

Mi marido vuelve con una pizza y llama a los chicos para que bajen cuando me suena el móvil. Cojo un trozo, anoto la dirección y salgo hacia allá sin despedirme como es debido. Y tal vez sea este pequeño lapsus, sumado a la crudeza de lo que sé que voy a ver, lo que me lleva a mirar atrás desde la acera antes de ponerme en camino, y darme cuenta de que el simple hecho de ver

233

mi casa por fuera, la oscuridad frente a la luz del interior, convierte la cotidianidad de un fin de semana en familia en una especie de plenitud que ya casi no me atrevo a reconocer, de lo a punto que estuve de perderla.

El corazón que siente, el corazón físico. El corazón emocional frente al músculo que late dentro de cada uno de nuestros pechos. En cuanto me subo a la bicicleta y empiezo a pedalear, con el aire frío que entra y se expande en mis pulmones y ese calor interno que me recorre desde el tórax hasta los brazos y las piernas, hago la transición que he ido perfeccionando durante décadas en el quirófano: me aparto de lo personal y difícil de aprehender, y me centro en lo que puede observarse, describirse y conocerse.

De vuelta en tierra firme. Si cierras el puño de la mano izquierda y presionas los nudillos contra la tranquilizadora solidez del esternón, delineas el tamaño y la posición aproximados del corazón. Ya sabes cómo funciona: la convención anatómica consiste en cortar un órgano de sus anclajes y presentarlo aislado, como un objeto de estudio. ¡Al diablo con la tradición! No tiene sentido imaginarlo parado cuando lo que mejor lo define es el latido, un fenómeno fisiológico que ocurre cien mil veces al día y que bombea 18.900 litros de sangre rica en oxígeno a cada fibra de nuestro cuerpo. El corazón no es un pedazo de carne inerte, sino el centro de una vasta red de 96.000 kilómetros de arterias y venas, dos circuitos distintos pero interconectados que se mantienen unidos en un abrazo perfecto.

El lado derecho del corazón se encarga de la circulación pulmonar. Las venas cargadas de sangre con bajo contenido de oxígeno, procedentes de todo el cuerpo, convergen en la aurícula derecha, donde se vacían. Aquí también se encuentra el nódulo sinoauricular, que genera la energía eléctrica del corazón. Cuando está llena, la aurícula derecha se contrae e impulsa la sangre por una pequeña puerta, la válvula tricúspide (llamada así por sus tres valvas), hacia el ventrículo derecho. A continuación, el ventrículo derecho expulsa la sangre del corazón hacia los pulmones y la válvula tricúspide se cierra, impidiendo el reflujo hacia la aurícula.

El lado izquierdo del corazón se encarga de la circulación sistémica. La sangre oxigenada de los pulmones fluye hacia la aurícula izquierda hasta que ésta se llena y la envía a través de la válvula mitral al ventrículo izquierdo. Cuando éste empieza a bombear la sangre recién oxigenada hacia el resto del cuerpo, una válvula mitral sana se cierra de golpe, evitando que la sangre se filtre de vuelta a la aurícula izquierda. Pero en mi caso, que tengo una válvula laxa, una o ambas valvas se abren como las puertas batientes de un salón del Oeste tras la entrada triunfal de un vaquero, dejando que la sangre regurgite hacia la aurícula izquierda.

Estos hechos parecen indiscutibles. Para un paciente cardíaco, concebir el corazón como una bomba cargada eléctricamente no requiere ni siquiera un acto de fe. Una vez al año, recibo en el buzón un sobre con un monitor Holter y me planto delante del espejo para colocarme los electrodos en el pecho y sujetar el dispositivo de grabación a la cintura, feliz al pensar que, mientras sigo con mi vida cotidiana, quedarán registrados miles de latidos de mi corazón. Cada seis meses, me acuesto en una habitación oscura del hospital mientras un ecocardiografista me aplica gelatina y me pone una sonda en el pecho para monitorizar la evolución de mi enfermedad cardíaca, y el habitual y silencioso latido se amplifica hasta convertirse en un rugido semejante al de las cataratas del Niágara, con una válvula mitral errática que se sacude en la pantalla granulada como una prenda suelta colgada en un tendedero.

Sin embargo, la anatomía sólo es obvia cuando ya la conoces. La primera vez que el médico inglés William Harvey explicó el funcionamiento del corazón ante una audiencia médica en el Real Colegio de Médicos en 1616, casi lo echaron del escenario a abucheos. Es natural recelar de las ideas desconocidas cuando ponen en peligro el *statu quo* en el que creemos que se basa nuestra mejor medicina. Pero ahí reside la belleza de la historia de la anatomía. No sólo hace tambalear nuestro dogma actual de un modo saludable, sino que también nos demuestra que lo que se va, a menudo vuelve. Entre las ideas desacreditadas del pasado pueden encontrarse teorías aparentemente radicales.

Las primeras civilizaciones no distinguían entre los aspectos mecánicos y los emocionales del corazón. Los pergaminos chinos de hace unos tres mil años lo describían como *xin zhu*, el guardián de la sangre y el espíritu, mientras que las antiguas escrituras hindúes lo presentaban como el centro físico y la brújula emocional de la persona. La creencia de los egipcios en el valor simbólico del corazón se extendía a sus ritos funerarios. Cuando se retiraban todos los demás órganos del cadáver antes de momificarlo, éste se dejaba en su sitio para realizar una prueba especial. Se creía que el cadáver era entregado a Anubis, el dios con cabeza de chacal, quien ponía el corazón del difunto en un plato de la balanza y, en el otro, la pluma de la verdad. El corazón representaba la conciencia y podía testificar en contra de una persona, mientras que el resto del cuerpo estaba allí para suplicar clemencia. La pureza del corazón garantizaba el acceso a la otra vida, mientras que, si fallaba, acababa entre las fauces de la bestia Ammit, la devoradora de muertos.

Con los antiguos griegos se adoptó una perspectiva más tradicional de la anatomía, aunque su enfoque seguía sin ser rígido. Platón creía que el corazón era la sede del alma, mientras que Hipócrates trazó un mapa de sus cuatro cavidades. Aristóteles, tras estudiar detenidamente un embrión de pollo con el corazón latiendo, hizo el importante descubrimiento de que el corazón es el primer órgano en desarrollarse. Pero también estaba muy comprometido con su valor poético, e instaba a la gente a asistir a obras de teatro trágico para purgar el corazón a través de un encuentro catártico con el miedo y la piedad.

Por sorprendente que parezca, entre la Antigüedad y la llegada de Harvey, el conocimiento académico sobre el corazón estuvo dominado por la obra de un solo hombre. El compendio de filosofía, medicina y fisiología de Galeno, de 9.000 páginas, que reunía los conocimientos de los griegos, los médicos alejandrinos de los siglos III y IV, así como los de los pioneros de Oriente Medio, como Ibn al-Nafis, sobrevivió mucho más allá de su tiempo, como una especie de metaanálisis de todo lo que había existido anteriormente. La autoridad de Galeno era tal que nadie se atrevía a cuestionar sus aportaciones originales, que, en el caso del corazón, eran retrógradas. Desmintiendo a Aristóteles, Galeno sostenía que el hígado era el órgano más importante de la circulación y que la sangre se formaba en él a partir de los productos de la digestión, antes de fluir hacia el lado derecho del corazón. Desde allí, creía que la sangre pasaba al lado izquierdo a través de unos orificios imaginarios en el tabique, y allí se calentaba al mezclarse con el aire de los pulmones y se distribuía poco a poco por el resto del cuerpo.

Harvey estaba en la cima de su carrera cuando, al regresar de una fascinante estancia en Italia, a un par de años de ser nombrado médico personal de Jacobo I y con apenas unas canas en su gran e inteligente cabeza, se puso de pie en el Real Colegio. Pero, al observar los rostros expectantes de sus eruditos colegas, habría sido consciente de que se enfrentaba a quince siglos de dogma galénico. ¿Cómo iba a superar ese obstáculo? ¿Alardeando de su brillantez académica? ¿Recurriendo al apoyo de otros escépticos, como Vesalio y Colombo? No lo creo. Harvey a buen seguro sabía que su mejor baza era precisamente lo que lo diferenciaba de los demás miembros de esa comunidad anticuada: la experiencia práctica y la mente abierta de un principiante. En medio de las burlas y los murmullos, me lo imagino arremangándose la camisa.

Había practicado muchas veces consigo mismo el experimento del torniquete. Al atarse un pañuelo alrededor del brazo con la fuerza suficiente para impedir que la sangre le volviera al corazón a través de las venas, pero sin apretarlo tanto como para detener el flujo de sangre arterial hacia el brazo en dirección contraria, dejó claro que las venas por debajo del torniquete se hinchaban mientras que las de arriba se quedaban planas. Al presionar la sangre de un pequeño tramo de vena hinchada del brazo, logró demostrar que el vaso sólo se volvía a llenar cuando se permitía que la sangre entrara por el extremo más alejado del corazón. Su propio maestro, Fabricius, había descubierto las válvulas, sin saber para qué servían. Harvey ató cabos y concluyó que su función era facilitar el flujo venoso hacia el corazón, como parte de una circulación continua y unidireccional.

A esas alturas, Harvey ya había cautivado a su público lo suficiente para deleitarlo con historias de su estancia en Padua, donde la reciente reintroducción de la disección como método para el estudio había dado lugar a una explosión de nuevas exploraciones del cuerpo humano. Él disfrutaba diseccionando cadáveres tanto como el que más, pero lo que de verdad le interesaba era averiguar cómo se comportaba el corazón vivo, latiendo en tiempo real. Al descubrir que los corazones de los mamíferos eran demasiado rápidos para observarlos, se concentró en los animales de sangre fría. Al abrir los diminutos pechos de sapos, serpientes, ranas, caracoles y langostas, cuyos latidos eran más lentos, fue capaz de describir por fin algo que nadie había advertido antes. En contra de la creencia popular, el corazón se llenaba de manera pasiva y se contraía de forma activa. La sangre entraba en las aurículas, pasaba a los ventrículos y de allí se distribuía por todo el cuerpo; el latido del corazón actuaba como un mecanismo de propulsión.

En un entorno académico como la medicina, es fácil suponer que las ideas falsas se ven rápidamente reemplazadas por las verdaderas. ¿Cómo se explica entonces que la casuística de Galeno prevaleciera durante tantos años? Las circunstancias históricas explican en parte este fenómeno. Tras la caída de Roma, durante la cual se perdieron muchos textos originales, Galeno trabajaba en un vacío. La prohibición de la disección en torno al año 150 a. C. garantizó que no se cuestionaran sus edictos, y el auge del cristianismo elevó las cuestiones del alma por encima de los dilemas del cuerpo físico. Pero hay una visión menos ortodoxa que realmente me intriga.

En su fascinante ensayo sobre el corazón, el difunto Jonathan Miller, que se formó como médico antes de convertirse en un renombrado director de teatro, sostiene que la razón por la que tardó tanto en refutarse la falsa anatomía del corazón de Galeno fue la falta de un lenguaje satisfactorio para describir lo que se veía. Por supuesto, Galeno comparó el corazón con una lámpara alimentada con el combustible procedente del hígado y cuya llama animaba la sangre, porque eso estaba en consonancia con la tecnología de su época. Hasta finales del siglo XVI, con la invención de las bombas mecánicas para vaciar pozos mineros, apagar incendios y abastecer de agua a fuentes ornamentales, no se pudo concebir el corazón como un órgano propulsor. Según Miller, la principal diferencia entre Harvey y Galeno nunca residió en el ingenio ni en la destreza, sino más bien en equipamiento metafórico. Es lo que siempre he pensado. La verdad del cuerpo tiene tanto que ver con el relato como con la anatomía.

En 2019, el investigador holandés Hanno Tan publicó en la revista *European Heart Journal* un artículo que causó conmoción mucho más allá del mundo de la cardiología. Tras estudiar 5.700 paros cardíacos en una sola zona de los Países Bajos durante un período de seis años, llegó a la alarmante conclusión de que los resultados entre hombres y mujeres distaban mucho de ser iguales. Las mujeres cuyo corazón se detenía en su entorno cotidiano, fuera del hospital, fallecían con más frecuencia que los hombres en la misma situación. Incluso aquellas que llegaban al hospital tenían menos probabilidades de recibir tanto las pruebas necesarias para diagnosticar un infarto como el tratamiento que les salvaría la vida. En definitiva, Tan concluyó que las probabilidades de que una mujer sobreviviera y fuera dada de alta del hospital tras sufrir un paro cardíaco eran la mitad que las de un hombre.

Cuando Tan intentó averiguar las razones por las que las mujeres morían en mayor proporción que los hombres, al principio se sintió confundido, porque la única explicación que pudo encontrar —que las mujeres tenían menos probabilidades que los hombres de tener acceso a un desfibrilador que les salvara la vida— era en sí misma desconcertante. Sin embargo, tras un análisis más detenido, las cosas empezaron a cuadrar. Muchas de las mujeres que sufrían ataques cardíacos en casa simplemente no se tomaban en serio sus síntomas porque daban por sentado que eran cosa de hombres. Incluso las que sufrían paros cardíacos en público, y que en teoría deberían recibir ayuda inmediata de los demás, no la recibían.

Las enfermedades cardíacas son la causa más común de muerte entre las mujeres en todo el mundo. En el Reino Unido, una mujer tiene el doble de probabilidades de morir de un infarto de miocardio que de cáncer de mama. Pero todavía hoy seguimos asociando las enfermedades cardíacas con los hombres de mediana edad. El sitio web de la Fundación Británica del Corazón es bastante claro: para mejorar los resultados de las enfermedades cardíacas en las mujeres hay que empezar por cambiar el relato. Pero ésta no es la única forma en que está cambiando nuestra visión del corazón.

Hace unas décadas, un médico japonés llamado Hikaru Sato quedó fascinado por un grupo específico de pacientes que llegó a la sala de urgencias. A primera vista, todos parecían estar sufriendo un infarto. Presentaban síntomas cardinales: dolor en el pecho, dificultad para respirar y náuseas. Los trazados de sus ECG también parecían característicos, e incluso los análisis de sangre mostraban niveles altos de marcadores cardíacos, compatibles con un evento coronario agudo.

Sin embargo, lo que despertó el interés de Sato fue algo que los cardiólogos solían pasar por alto: las historias de sus pacientes. Había algo que llamaba la atención: todos hablaban de una experiencia emocional reciente e intensa. En algunos casos, se trataba de un trauma importante, como una agresión, un terremoto o un atentado terrorista. La mayoría de las veces era algo más mundano, como hablar en público, una riña conyugal o preocupaciones constantes por la situación económica. También hubo casos en los que los síntomas aparecieron tras acontecimientos felices, como una boda, una reunión o el comienzo de un nuevo trabajo.

Cuando Sato investigó a estos pacientes con la habitual batería de pruebas cardíacas, descubrió que sus angiogramas eran normales, sin la acumulación de placa arterial que cabría esperar tras un infarto. Los ecocardiogramas eran aún más extraños, ya que mostraban un fenómeno que nunca había visto antes. Los ventrículos izquierdos de este grupo se hinchaban hasta adoptar una forma que al médico japonés lo hizo pensar en un *takotsubo*, una vasija tradicional de barro sin esmaltar que utilizan los pescadores para capturar pulpos.

La miocardiopatía de Takotsubo, también conocida como síndrome del corazón roto, ya está ampliamente aceptada entre los médicos y se contempla como un posible diagnóstico en cualquier paciente que presente dolor torácico agudo, en particular si es mujer y posmenopáusica. Sabemos que hay que estar atentos y no tratar a estos pacientes con fármacos y procedimientos agresivos que sólo son adecuados para un infarto. Hoy día es habitual preguntar a los pacientes por sus emociones, algo que en mi época de estudiante de Medicina no se hacía. Puede que Harvey necesitara una nueva metáfora para dar forma a su revolucionaria anatomía del corazón, pero fue necesaria la antigua imagen de un *takotsubo* para alertarnos sobre una enfermedad que probablemente estuviera oculta a plena vista durante generaciones. A pesar de sus magníficos logros, la cardiología moderna nos ha impedido reconocer la sabiduría de nuestros antepasados. El corazón no sólo representa simbólicamente nuestro yo emocional. El tejido físico de nuestro corazón y nuestros sentimientos están unidos de manera inextricable.

Yo no soy la misma persona que era cuando empecé a escribir este libro y mi cuerpo tampoco es el mismo. Entonces era una madre joven con mucha energía, una doctora que miraba con fascinación un futuro dedicado a tratar las enfermedades de otras personas. Una década después, tengo la menopausia, todavía me persiguen los recuerdos de la enfermedad de mi hijo y padezco una afección cardíaca crónica. ¿Qué me ha enseñado este tiempo, en el que a mis credenciales médicas he sumado la experiencia de ser paciente y madre de un paciente, sobre cómo practicamos la medicina?

Partimos de la base de que nuestros conocimientos son correctos, aunque basta con echar un vistazo a la historia de la medicina para darse cuenta de que pronto podrían quedar obsoletos. Confiamos en protocolos clínicos que afirman adaptarse a todos los cuerpos, cuando la mayoría de los datos en los que se basan provienen de pacientes varones blancos. Nuestros sistemas de salud occidentales siguen aferrados a un obsoleto supuesto postindustrial según el cual el cuerpo es un aparato mecánico, pese a la abundante evidencia médica que demuestra que no deberíamos separar nuestro yo físico del emocional. Si realmente queremos mejorar nuestro sistema nacional de salud, debemos hacer un alto y enseñar a los estudiantes de Medicina que cualquier anatomía que no tenga en cuenta a la persona es una anatomía falsa. Tenemos que convencer a los administradores que obligan a los médicos y enfermeros a trabajar como máquinas de que los cuerpos humanos no son autómatas, que las historias individuales importan. Necesitamos proporcionar a los médicos y a los pacientes suficiente tiempo para hablar. Porque en ningún momento somos más nosotros mismos, ni estamos más desconectados de nosotros mismos, que cuando estamos enfermos.

Dicho esto, he tenido que convertirme en paciente para advertir que incluso los mejores médicos tienen límites a la hora de conocernos realmente. Confieso que no hay un solo día en que no dé las gracias a la cirugía cerebral que salvó la vida de mi hijo. Puedo decir que he llegado a aceptar la larga espera para la cirugía cardíaca y la opinión de mi cardiólogo de que, aunque llegará el día en que será inevitable reparar mi válvula mitral, ese día aún no ha llegado. Pero cuando se trata de sentimientos más complejos sobre el cuerpo de mi hijo o el mío propio, este lenguaje, con su estilo claro y literal que promete ir hasta el fondo, simplemente no es suficiente. No toda experiencia puede comunicarse de forma directa. Algunos de nuestros momentos más profundos y difíciles sólo pueden expresarse de forma elíptica o fragmentada. Eluden los fríos códigos de la ciencia.

Pero eso no es todo. En la medicina sigue existiendo una contradicción fundamental que todos mis intentos por fusionar lo objetivo y lo subjetivo, lo profesional y lo personal, lo intelectual y lo sensual no han logrado cambiar, y es que para comprender una enfermedad hay que aturdirla, fijarla, inmovilizarla. Para cuidar a un paciente hay que alejarse de él. Nunca hay una reconciliación total entre el conocimiento y el ser. ¿Será por eso que mi anhelo de comprender el cuerpo humano sigue tan vivo como aquel primer día en la Facultad de

Medicina? Los momentos de revelación no suelen llegar cuando, como paciente, me inunda la experiencia primaria de mi propio cuerpo que falla, ni cuando, como cirujana, me acerco a la mesa de operaciones, tensa por toda la información de que dispongo. Llegan, más bien, en algún punto intermedio: de pie en el quirófano de un colega o durante otro acontecimiento médico decisivo, cuando lo único que se me pide es observar, con atención profunda, como una especie de testigo silencioso.

Con vida

En mitad de la noche, de la ciudad, del hospital, del quirófano, del cuerpo. El cirujano cardiovascular toma el separador, lo introduce en la cavidad torácica y va abriéndola hasta dejarla completamente abierta. Empujando el timo hacia un lado, abre el pericardio con un corte y lo sujeta hacia atrás con unos puntos de sutura. Todo el cuerpo está expuesto ahora, pero hay un único lugar al que dirigir la mirada.

El mundo entero se ha reducido a este corazón palpitante, rodeado de órganos que tiemblan al compás de su latido.

Todos aguardan. Levanta el corazón con ambas manos y lo aprieta con delicadeza, comprobando con el anestesista que la presión arterial del donante puede recuperarse rápidamente una vez que se ha reducido. Con calma, rodea la aorta con una cinta antes de pasar un hilo alrededor de la vena cava superior, la vena cava inferior y la vena ácigos. Los demás cirujanos que hay alrededor de la mesa preparan los riñones, el hígado y los pulmones para el explante. En la sala lateral, una enfermera golpea bolsas de hielo con un mazo y deja caer los trozos en cuencos de metal.

Cuando suena el teléfono —la receptora, en un hospital especializado en cardiología del otro lado del país, está tendida en la mesa de operaciones y la están abriendo—, la atmósfera de la sala cambia, como si se transformara de sólida a líquida. Se cuelgan bolsas de solución refrigerada de la Universidad de Wisconsin (uws) en soportes a la altura de la cabeza y los pies de la paciente, y las mesas para el instrumental se cubren con cuencos de hielo. En un rincón, el perfusionista prepara el sistema de conservación de órganos. El cirujano cardiovascular inserta una cánula en la aorta y la sujeta con una sutura en jareta. El anestesista se asegura de que todos están listos antes de poner el temporizador en marcha y anunciar que va a administrar treinta mil unidades de heparina.

Transcurren tres minutos en los que nadie habla ni se mueve. Se administra cardioplejía a través de un catéter colocado en la aurícula derecha y todos guardamos silencio mientras el corazón forcejea y finalmente deja de latir. Casi de inmediato, todo se vuelve ruidoso y se acelera. El cirujano pinza la aorta, deteniendo el suministro de sangre que ha mantenido vivos los órganos, y anuncia el comienzo de lo que se conoce como la fase fría, que durará hasta que pueda restablecerse la circulación sanguínea cálida. La vida útil de un órgano destinado a un trasplante es de apenas unas horas, y la del corazón es la más corta de todas. Es como si se hubiera dado el pistoletazo de salida de una carrera de la que dependen cinco vidas.

Para enfriar rápidamente el cuerpo, el cirujano tiene que ventilarlo. Practica unos cortes largos en las venas más grandes para que toda la sangre caliente que ha estado circulando por ellas se vacíe lo más rápido posible. Las enfermeras, con las manos heladas, aprietan las bolsas de uws y dejan caer cantidades industriales de hielo en la cavidad del tórax y el abdomen. La sangre llena botella tras botella que, colgadas en su soporte de metal, intento ver como pétalos de una flor. Pronto, todo el rojo se vuelve acuoso y los órganos parecen como enjuagados y menos vivos, del marrón grisáceo de la sala de disección o de un libro de anatomía.

Con cuidado, el cirujano cardiovascular extrae el corazón del tórax y lo lleva al otro extremo de la sala, donde se encuentra el sistema de conservación de órganos, que tiene un aspecto extrañamente rudimentario, como una mesita de noche con una tapa transparente. Lo sigo y me quedo a su lado, observando cómo conecta tubos en los muñones de los vasos principales y pulsa un interruptor para que la sangre recolectada circule por el corazón en un bucle. Se conectan las paletas de un minidesfibrilador y, tras un par de descargas, el corazón tiembla y vuelve a latir. Puedo oírlo, como un golpeteo rítmico. Al otro lado de la sala, los órganos se extraen uno a uno y se rodean de hielo. Pero yo no puedo apartar la mirada de este corazón que late en su extraño nuevo hogar.

Y, aún ahora, no acabo de entenderlo. Que ayer, a esta misma hora, el cadáver que está sobre la mesa de operaciones fuera un hombre completo, con toda una vida por delante, que no podía sospechar que un instante de ceguera, un movimiento en falso, lo lanzaría por una serie de etapas catastróficas: de hermano a peatón arrollado por un camión, de amigo a paciente, de hijo a donante. Un día no muy lejano, seré yo quien esté tendida en la mesa de operaciones conectada a una máquina de baipás, con el pecho abierto, el corazón detenido, y un cirujano intentando repararme la válvula y salvarme la vida. Aunque cuando lo pienso ahora, no es miedo lo que siento, sino una especie de anhelo extraño.

Al otro lado de la ventana, el cielo nocturno se ilumina con las primeras luces. Retiran de la habitación el sistema de conservación de órganos. Tras él sacan, una a una, las cajas de pícnic etiquetadas como «Órganos en tránsito». Pronto, cinco coches llevarán los órganos a cinco hospitales distribuidos por todo el país, donde cinco pacientes y sus familias esperan para empezar un nuevo día. Me detengo en mitad de la sala, donde hace un momento había tanto ajetreo. El donante ya está vacío: la piel, flácida; las vísceras, amarillentas y laxas; y la bifurcación del músculo psoas, expuesta en la base del abdomen. Me acerco a la cabecera de la mesa y miro el rostro del joven, donde el osito de peluche que tenía de niño aún descansa sobre su mejilla. Oigo en la habitación contigua a la enfermera especializada en donación de órganos pedir en voz baja una mortaja y una bolsa para cadáveres, jabón y agua. Es hora de irme a casa. Pero no me siento preparada. Me acerco a un taburete, me siento y me concedo el tiempo necesario para tomar conciencia de un sonido que jamás había oído en el quirófano: el latido de mi propio corazón.

Agradecimientos

Muchísimas gracias a Claire Conrad por ser la agente más increíble del mundo, y a Lara Agnew, la lectora ideal. A Bea Hemming, Jenny Dean y David Milner por el excelente asesoramiento editorial y el apoyo incondicional. A Lynn Nesbit, Dan Franklin, Celia Johnson, Valerie Styker y Sam Guglani. Al equipo de Cape, Godine and Janklow & Nesbit, en particular a Rhiannon Roy, Alison Davies, Rosanna Boscawen, Louise Navarro-Cann, Jamie Taylor, Rosie Palmer, Scarlet Chappell, Caroline Brink, Gretchen Crary y Olivia Everitt.

A Colin Stolkin por apostar por mí.

A todos los médicos, enfermeras, pacientes y otros especialistas que tan generosamente me han ayudado, en especial a Kristian Aquilina, Paul Modi, John Skinner, Rob Pollock, Bill Edwards, Alice Roberts, Tina Rashid, Roland Morley, Colleen Kelly, Roshni Patel, Mats Branström, Sam Kemp, Edmund Jeffrey, Jennifer Rusby, Lisa Blundell, Melanie Morton, Andrew Perry, Justine Hextall, Nigel Heaton y Havi Carel.

A Caroline Fahmy, Luiza Dinulescu y Flora Haxhia, por su ayuda con las gestiones, el cuidado de los niños y el apoyo en casa. A Nikki Perry y Jemima Dhillon por el yoga. A Emily Harper, Alice Mowlam, Lara Agnew, Lisa Rosen y Ben Weston por mantenerme a flote.

Y a Ander y los niños, por su amor.